あなたも取れる
知的財産権

無形資産力の時代

The Impact of Invisible Assets

北島政樹

島田順一

柏野聡彦

岩谷一臣

山口裕司

吉村岳雄

四方浩人

薬事日報社

あなたも取れる知的財産権　無形資産力の時代

はじめに

無形資産力の時代です。

「知的財産権？　最近、ニュースで耳にするけど、私には関係ないナ」と思っていませんか？　現実には知的財産権の侵害による経済損失が、貿易戦争の引き金となったりしているのです。ＧＡＦＡなどの国際競争力ある企業では、ブランドや特許などの無形資産の価値が、土地や建物、預金などの有形資産をはるかに超える経済価値を創出しています。知的財産権への感性は、もはや現代人の必須のスキルになっています。

医療の世界を例にとると、内視鏡外科手術では、ロボット、エネルギーデバイス、ステープラーなど、多くの知的財産権の詰まった医療機器が使われています。人工知能の導入、データの５Ｇ通信とＩｏＴによる遠隔医療などに関連した装置やアプリなども「医療機器」となる時代がきており、臨床の最前線の医療での「経験や工夫」、そこから着想された研究アイデア」などは、大切な財産となる可能性を秘めています。

この本では、ものづくり中小企業での医療機器開発支援、医療と医学研究の促進、知財訴訟などの法律実務、User Innovation、日米の特許流通の現状、さらに日本と米国の会計制度から見た知的財産権の評価など多角な視点から知的財産権を捉え、皆さんの中に眠る「貴重な経験と知恵」という財産を意識しつつ、現在の企業のM&Aの中でも注目される「企業の無形資産価値」についても言及しています。本書を通じて人間の気づきや知恵は貴重な財産であることを「知って」いただけるとありがたいです。

２０１９年11月

著者を代表して　**島田順一**

Contents

はじめに …… 2

1 医の知財力の強化に向けて …… 7
北島政樹（国際医療福祉大学副理事長・名誉学長、慶應義塾大学名誉教授、一般社団法人日本医工ものづくりコモンズ初代理事長）

2 外科医の立場からのユーザーイノベーションの経験 …… 19
島田順一（京都府立医科大学呼吸器外科病院教授）

3 ものづくりとちえづくり ―ものづくりにおける知財の重要性― …… 43
柏野聡彦（一般社団法人日本医工ものづくりコモンズ専務理事）

4 AMEDからみた、医療機器分野を巡る知財戦略……57
岩谷一臣（元国立研究開発法人日本医療研究開発機構知的財産部）

5 医療機器における知財紛争と交渉……75
山口裕司（大野総合法律事務所、弁護士）

6 特許の流通・価値化　日本と米国……95
吉村岳雄（株式会社IP Bridgeライセンシングディレクター）

7 中小企業経営から見た知的財産権
―知的財産をめぐる会計、評価を中心に―……119
四方浩人（公認会計士・税理士・中小企業診断士）

あとがき……139
著者紹介……140

1 医の知財力の強化に向けて

北島政樹（国際医療福祉大学副理事長・名誉学長、慶應義塾大学名誉教授、一般社団法人日本医工ものづくりコモンズ初代理事長）

私は、若い頃から医工連携に非常に興味を持っていました。留学したアメリカのハーバード大学医学部マサチューセッツ総合病院（ＭＧＨ）では、１９７５年にはチャールズ川を挟んで対岸にあるマサチューセッツ工科大学（ＭＩＴ）と医工連携を進めていましたし、医工連携の重要性とそれに伴う知的財産権などの問題について、ＭＧＨのメンターの先生から常にいろいろサジェスチョンをいただいていたからです。

驚いたことに、日本では明治元年（１８６８年）前後に早くも産業財産権（知的財産権のうち、特許権、実用新案権、意匠権及び商標権）の重要性が認識されていたそうです。福沢諭吉は、著書『西洋事情』（外編巻之三、１８７２年）で欧米の特許について、「新発明のことあれば、これによりて人間の洪益をなすこと挙げて言うべからず。ゆえに有益の物を発見したる者へは、官府より国法をもって若干の時限を定め、その時限の間は発明によりて得るところの利潤を独りその発明者に付与して、もって人心を鼓舞するの一助となせり。これを発明の免許、パテントと名づく」と紹介しています（**図１**）。私は、福沢先生がこういうことを言われたとは知りませんでした。しかし福沢先生はいろんな面で――例えばパテントやディスカッション、それから日本の欧米化などに――ご努力をされ、パテントにも精通していたというわけです。そして、『西洋事情』で特許制度を初めて日本に伝えているのです。

今も実際に運用されているように特許には時限がありますが、「その間は発明によりて得るところの利潤を独りその発明者に付与し、もって人心を鼓舞する」ということ、これが特許の重要性だと思います。

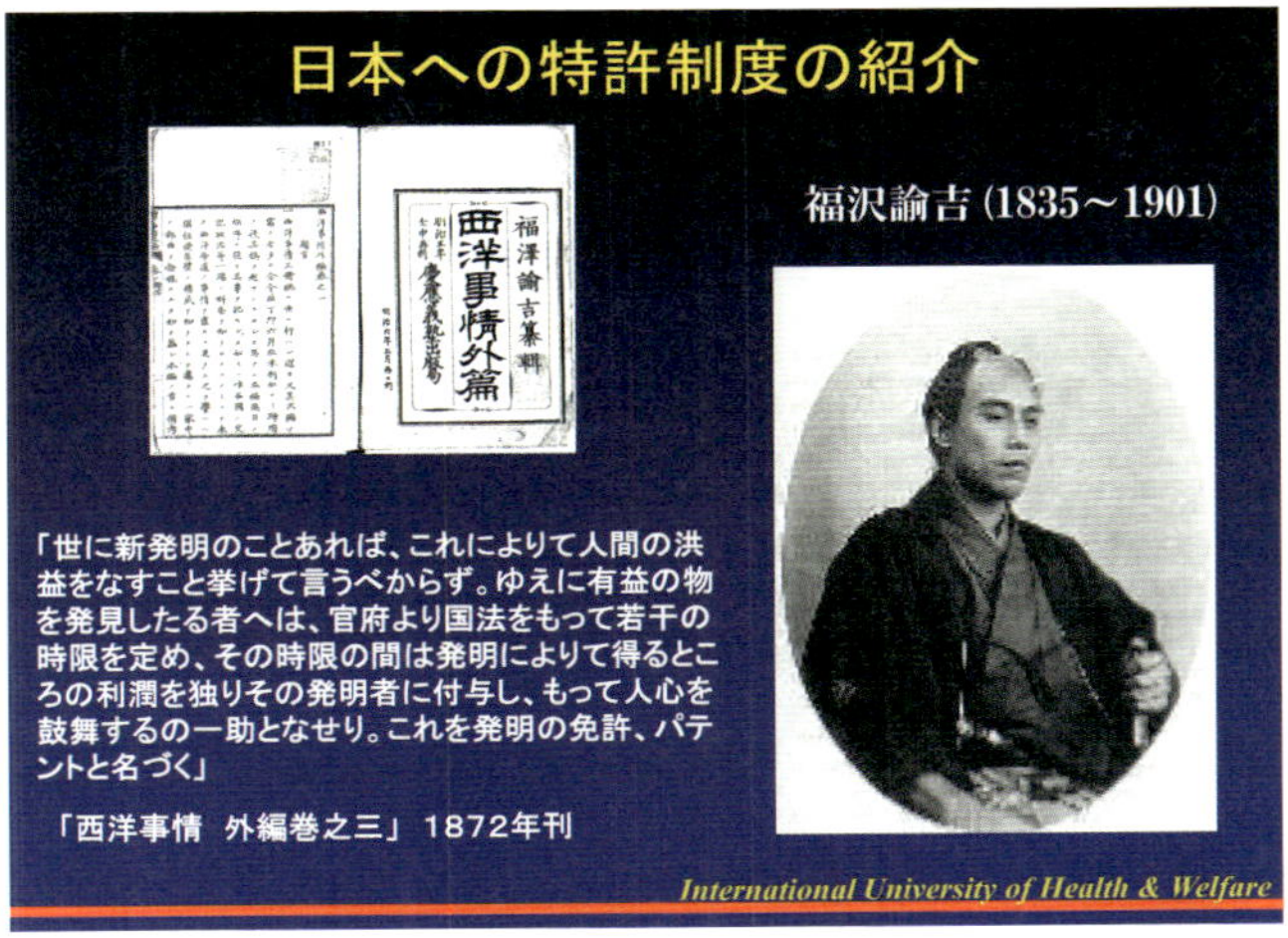

図1　日本への特許制度の紹介

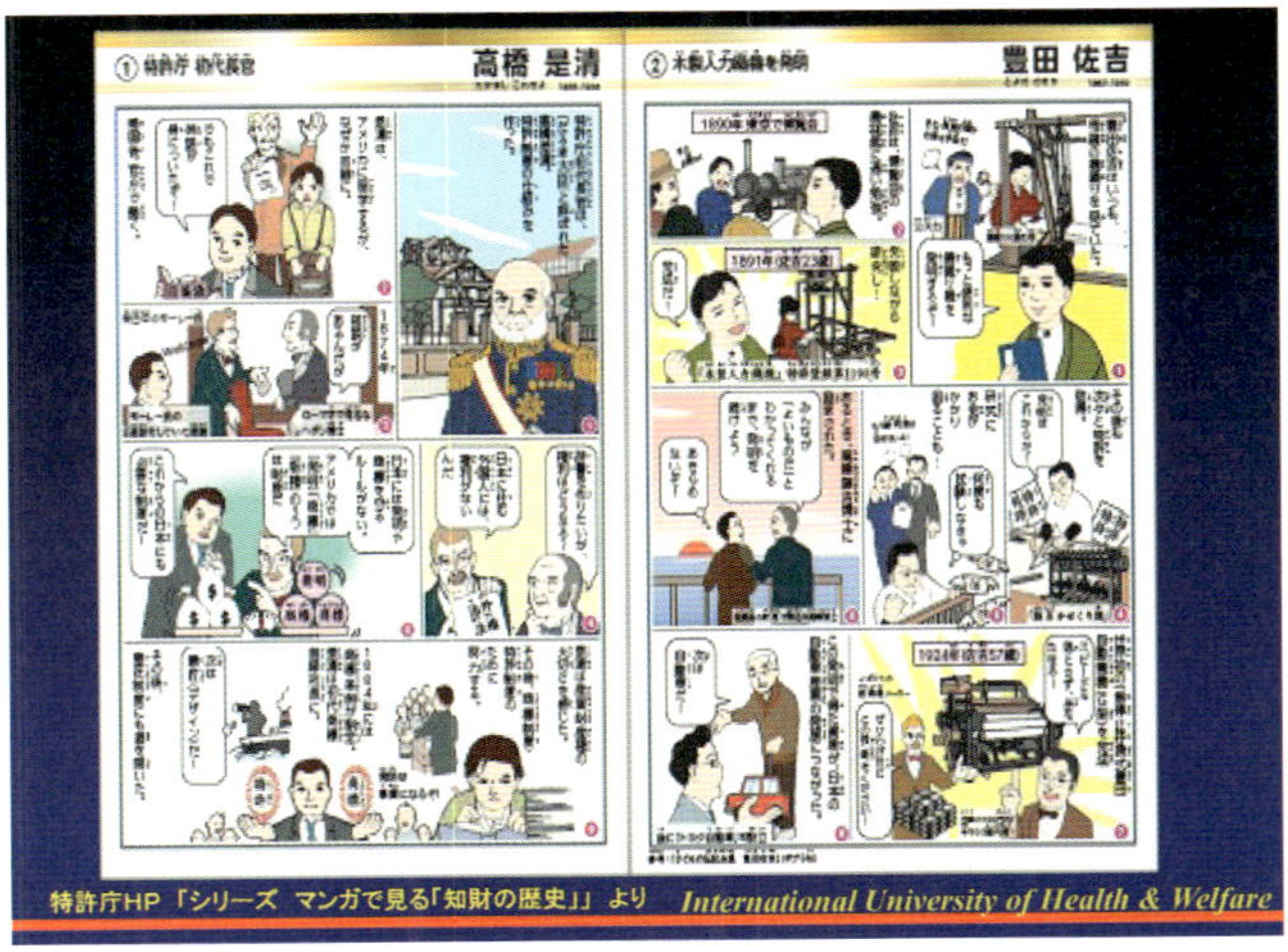

図2　特許庁の「マンガで見る『知財の歴史』」

パテントに関して、本書にも執筆されている京都府立医科大学の島田順一教授からいろいろと教えていただきましたが、調べていくうちに、国も知財に特化して、その重要性を非常に強調していることがわかりました。特許庁がホームページで公開しているマンガ「知財の歴史」の中で、日本の知財に貢献された多くの方々が紹介されています（**図2**）。特許庁初代長官でもあった高橋是清、それから世界初の自動織機を開発した豊田佐吉など多くの方々が非常に特許に興味を持たれて、さまざまな示唆に富んだお話をしているということを、この「知財の歴史」から知ることができます。

先ほどお話ししましたように、医工連携の重要性については、私のメンターであるハーバード大学のジョン・F・バーク先生からいろいろと教わりました（**図3**）。特にMITとの共同研究を通じて、人工皮膚を作ったり、さまざまな器械を作ったり、その中で生じる特許の重要性も併せて教えていただきました。帰国後は、医工連携による「ものづくり」の、アカデミアと企業とのプラットフォームを作ろうということになりました。そこで、本書にも参加されている柏野聡彦さんと一緒に「日本医工ものづくりコモンズ」という組織を作りました。そして現在、コモンズのようなプラットフォームを通じて、特許がいかに重要かということを世の中に発信しているわけです。

内視鏡手術というのは、医工連携、産学連携で生み出された非常に多くの器械を使います。島田教授も次々にいろんなアイデアから手術器具等をプロダクトして世に発信しているわけですが、ここに生ずる知財、臨床現場の知というものがいかに大切か、そしてそうした知というものをどう扱ったらよいのか、本書を読んで理解していただけると確信しています。

２０１８年2月28日に経済産業省近畿経済産業局が、医療機器に対する要望と知財

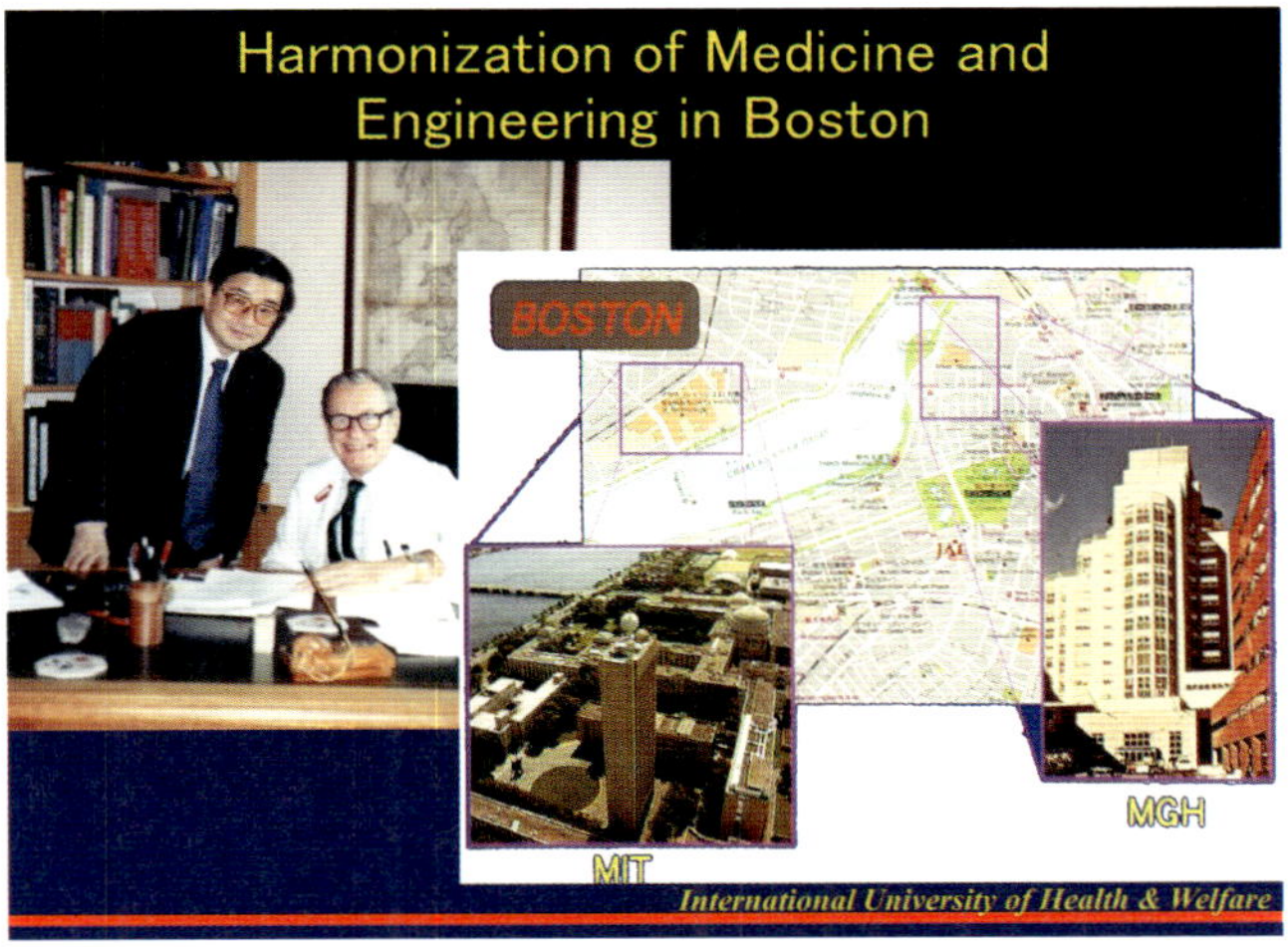

図3　ボストンで医工連携を学ぶ

の意識について、日本内視鏡外科学会会員に対して行ったアンケートの結果を公表しました。これを見ると、「利用した医療機器の不満あり」は95％で、「不満を解消するアイデアを思いついた経験あり」は72％です（**図4**）。かなり多くの医師が医療機器になんらかの不満を持っている一方で、多くの医師がこうしたらもっとよくなるのではないかというアイデアを持っていることがわかります。現場では新しい医療機器が必要だと思う医師も多くいるわけです。

さて、思いついた不満解消のアイデアを所属機関内でどう処理したのでしょうか。実際にそうした医療機器のアイデアを特許あるいは実用新案、意匠として申請しているのでしょうか。アンケート結果を見ると、「企業等と共同で出願したことがある」が8％、「所属機関単独で出願をしたことがある」が3％、「個人で出願をしたことがある」が1％で、これらすべてを合わせた「出願したことがある」は12％にすぎません（**図5**）。出願経験が非常に低いのが日本の現状です。そうした中で例えば、「リアルなビジネスに結びつく研究開発を行うことを目的に結成」されたＴＩＫ《ティック》（Team in KYOTO）という組織では、「あなたも取れる知的財産権」をテーマに定期的にセミ

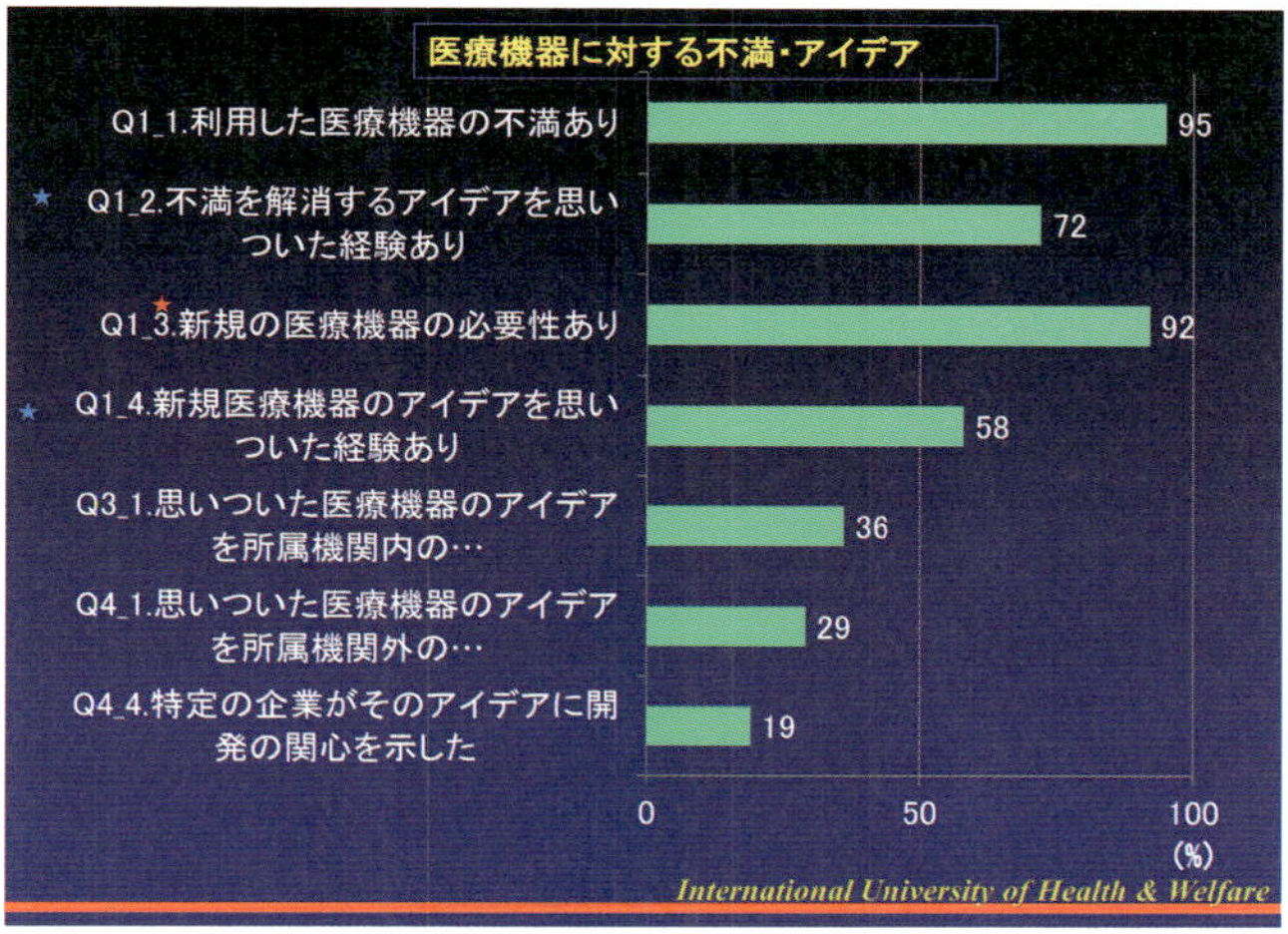

図4　医療機器に対する不満とアイデア

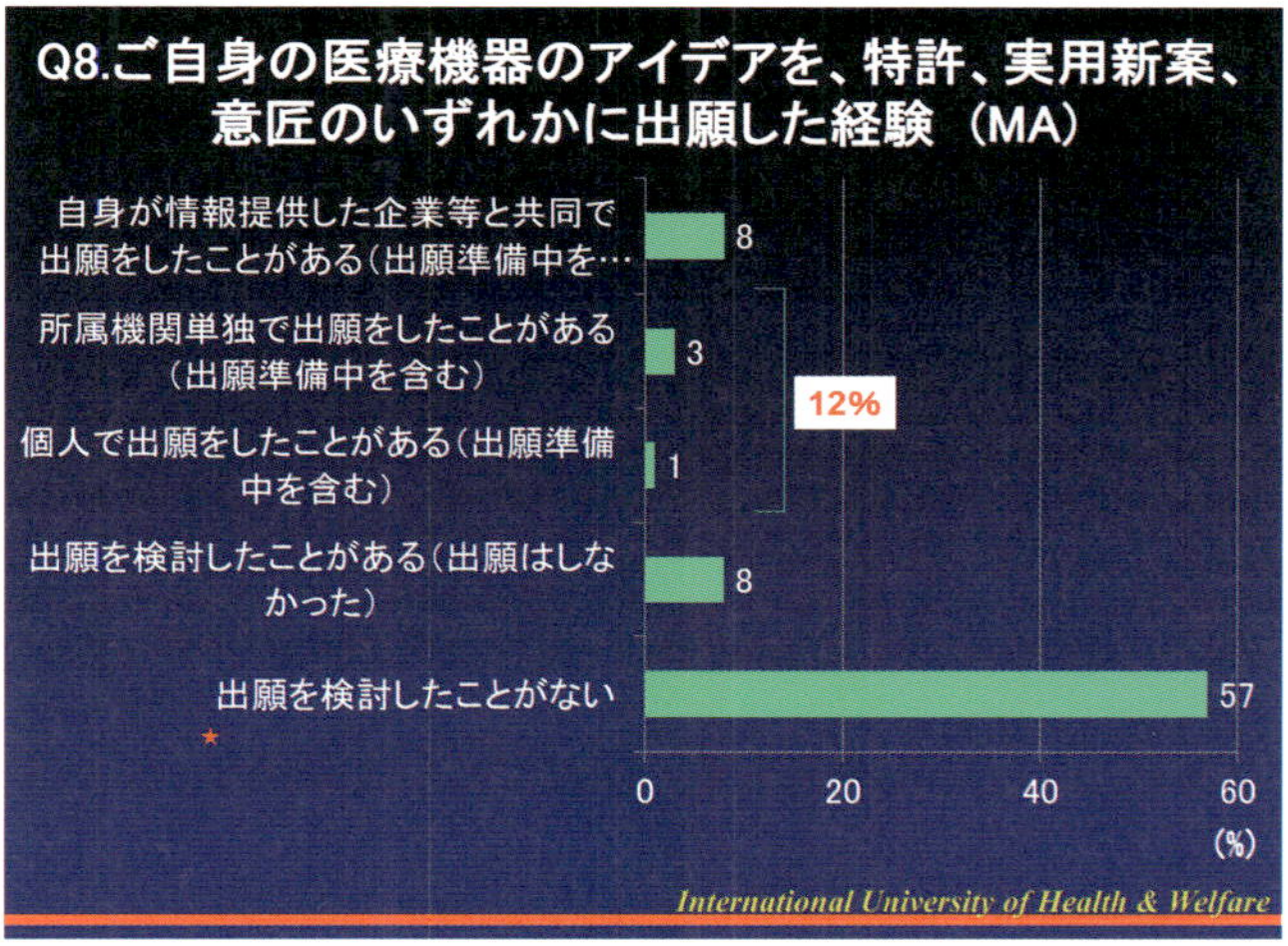

図5　自分のアイデアを特許として出願した経験

ナーなどを開催しています。これに参加することによって、知財の知識も増えてくるというわけです。

図6は、理化学研究所の松本紘先生による学術研究あるいは基盤研究のシーズの解説の図です。基盤研究から産業化をめざして進めていくときに、3つの関門――魔の川、死の谷、ダーウィンの海――を乗り越えなければならないということを示したものです。魔の川、死の谷、ダーウィンの海というのは一般的に使われる有名な3つの関門です。まず、研究のシーズを技術開発していく際の関門が魔の川です。ここでは基礎研究でいかにパテントを取るか、

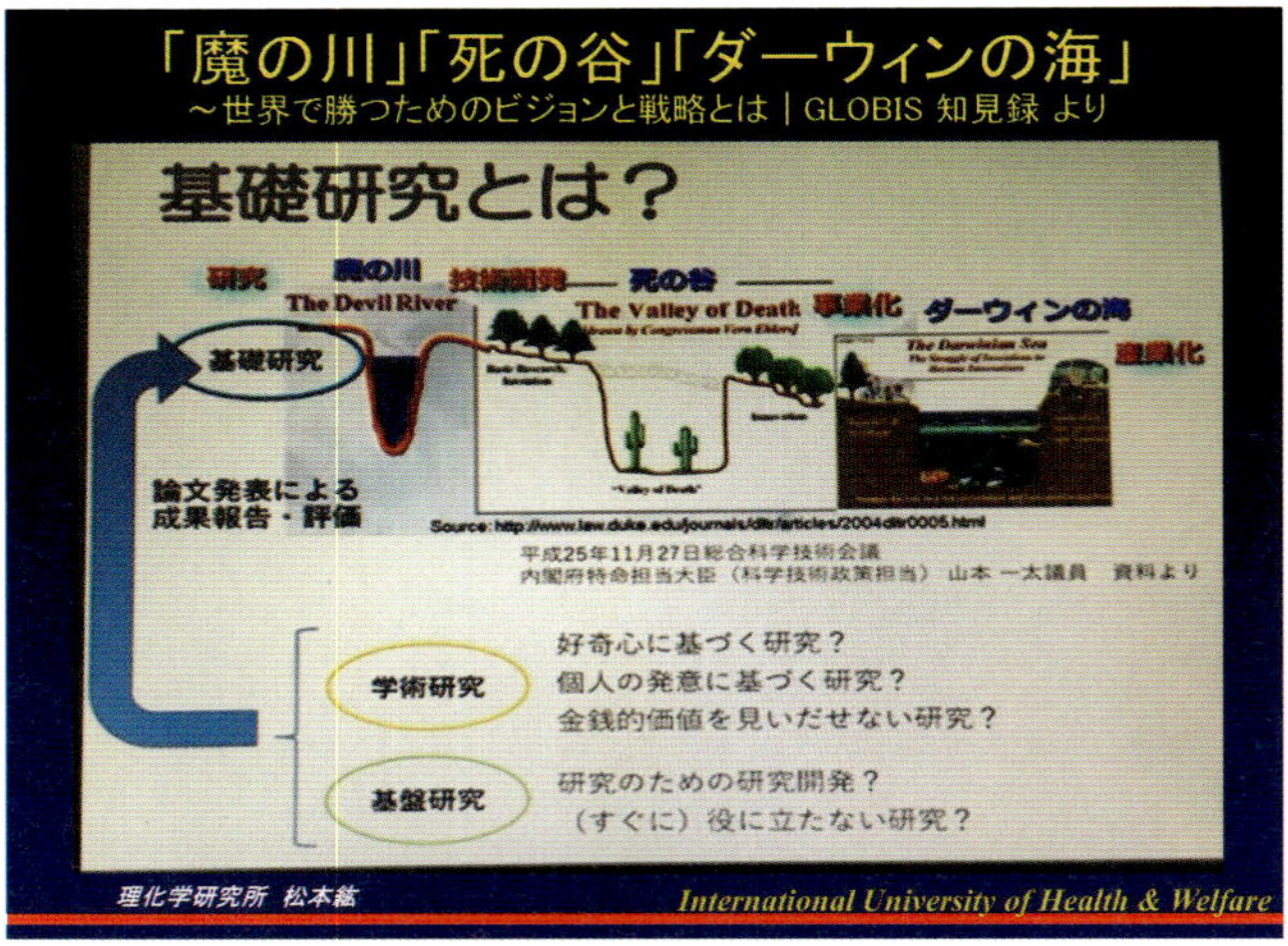

図6 基礎研究から産業化までの3つの関門

技術機関が技術開発していくのかなどといった、いろんな問題があります。それから、その技術開発を事業化していく時に、事業化の場合は人材の育成ならびに人材の配置、それからファンディングの問題をいかに行っていくか、そうしたセカンドプロセスの関門が死の谷です。そして、最終的には事業化・産業化に持って行くわけですが、ここでもやはり最終的には企業競争に勝たなければいけない、この関門がダーウィンの海です。このような3つの障壁を越えて、初めていろんな製品化が実現するのです。

２０１８年に行われた日本医療研究開発機構（ＡＭＥＤ《エイメド》）の研究報告会に、スーパーバイザーとして参加させていただきましたが、この中でアカデミアシーズを早期に患者さんに届けるためには、①治療・創薬シーズ、②基盤・プラットフォーム技術、③製造技術――に分けた知財戦略の構築が必要であるというお話がありました。治療・創薬シーズは競争領域にあり、企業との早期パートナリングと特許による独占的な保護で競争を促進していく必要があります。基盤・プラットフォーム技術は協調領域に属し、アカデミアによる非独占的なライセンスでエコシステムを形成します。

そして製造技術は二つの領域に跨がるものであり、競争領域と協調領域に分け、競争促進とエコシステムの形成を促進するという戦略です。島田教授から今回のオープニンググリマークスを依頼されてから、パテントに関してナーバスになっていましたが、これは非常によくまとめられた主題だと思いここに紹介しました。

私自身外科医として自動吻合器（ＥＥＡ）を使ってきました。消化管縫合の器械をずいぶん使ってきたわけですが、驚いたことに、いわゆる食道空腸吻合の器械を初めて使われたのが、京都府立医科大学の峯勝教授だったのです（**図7**）。私の先輩の中山隆市先生も吻合器を作っていましたが、我々もアメリカから出されたＥＥＡを率先して消管外科手術に使いました。

１９９７年に第97回日本外科学会の会長講演で髙橋俊雄会長が、峯先生についてお話しをされたということが、まだ私の記憶に非常に強く残っています。最後に髙橋会長が「もし私どもの教室でこの吻合器の特許でも取っていたら、この学会には皆さま全員を無料で招待できたのでは」とおっしゃっていました（**図8**）。ですから、髙橋

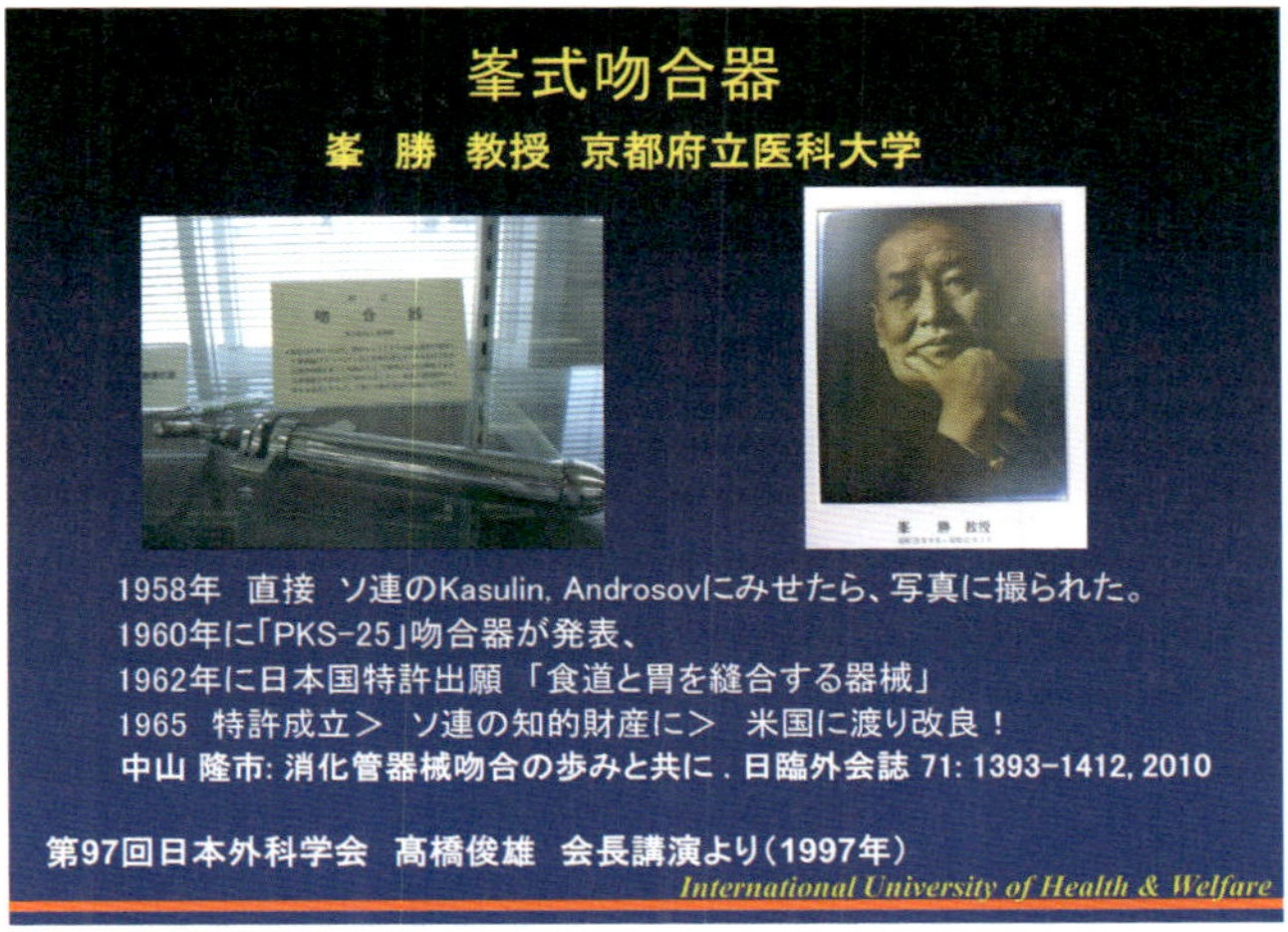

図7　峯式吻合器

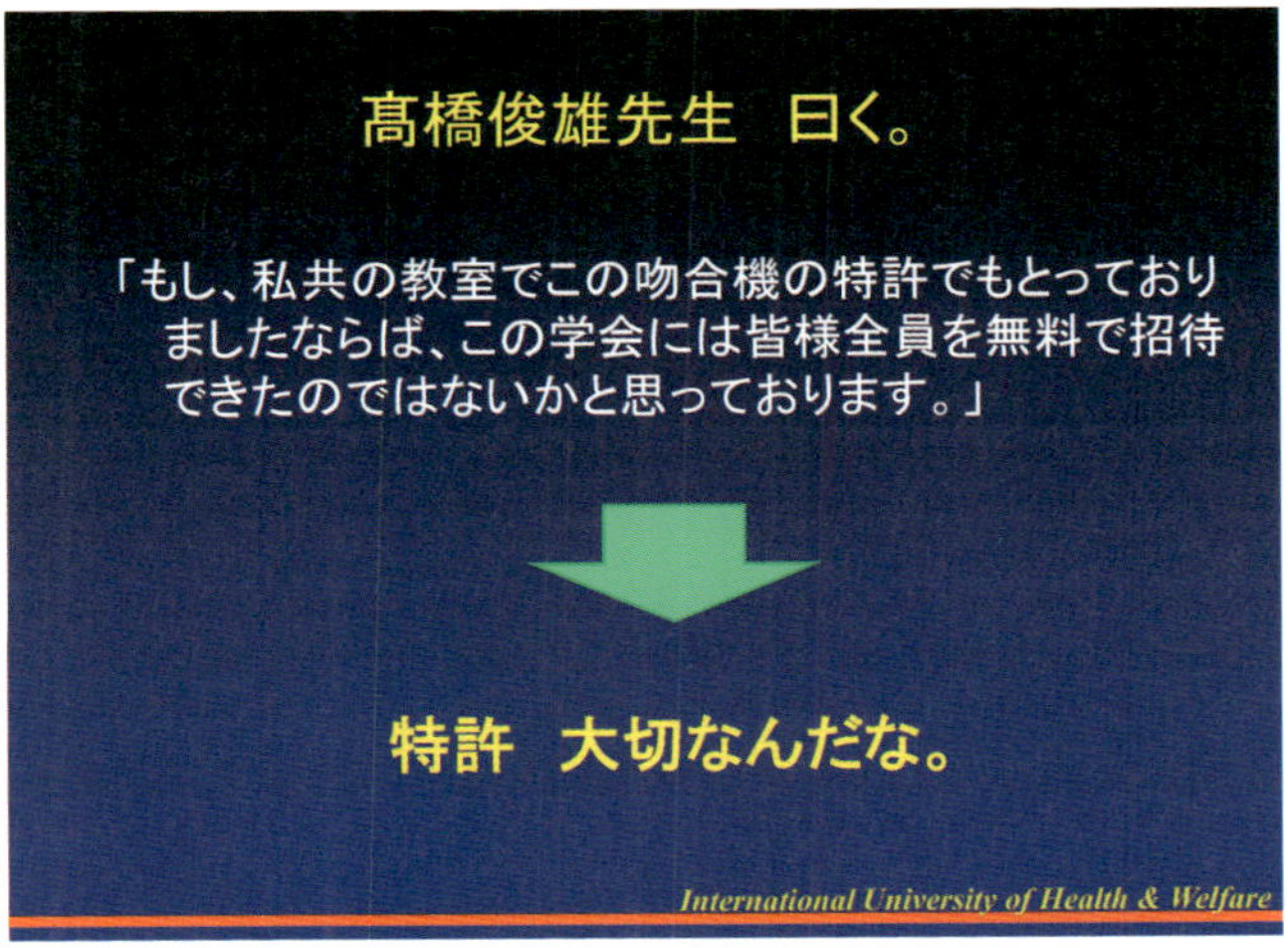

図8　第97回日本外科学会会長講演で

先生も特許の重要性を非常に強く感じていたのです。そして、それを会長講演の中で我々にお話しになった。この時から、私も特許がいかに大切かを心にとめるようになったわけです。

以上、医の知財力強化の重要性をあらためて皆さんにお伝えして、オープニングリマークスとさせていただきます。

2 外科医の立場からのユーザーイノベーションの経験

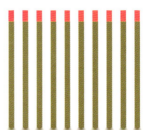

島田順一（京都府立医科大学呼吸器外科病院教授）

外科医の立場からのユーザーイノベーション（User Innovation）についてお話し致します。ユーザーイノベーションは、「使い手であるユーザーが目的を達成するためにイノベーションを起こすこと」と定義されるそうです。医療分野においては、患者さんに医療を提供するために、医療者が医療機器などのユーザーになる場面が多いかと思います。医療分野でのユーザーイノベーションというのは、医療者が日頃、自分たちが不便に思っていることなどを新しい視点とアイデアを実現することで改善して、よりよい医療実践に繋げることと言えます（図1）。

峯式吻合器

ユーザーイノベーションといいますが、医療機器は昔から、そのように医師が開発・改善してきたものです。京都府立医科大学の峯勝教授が、いまから約60年前に、腸の手術の際、器械で縫いあわせることができないだろうかと考えて、医療器械の会社と吻合器《ふんごうき》を開発されました。京都の鴨川のほとりの当時の基礎医学学舎で動物実験を重ねて工夫されたそうです。

文献によると、峯教授は、１９５８年にソ連の国際会議でその吻合器について発表したそうです（参考文献(1)）。そうしたところ、その後１９６０年にソ連のほうから類似の新しい吻合器が発表され、こともあろうか１９６２年にソ連はその類似

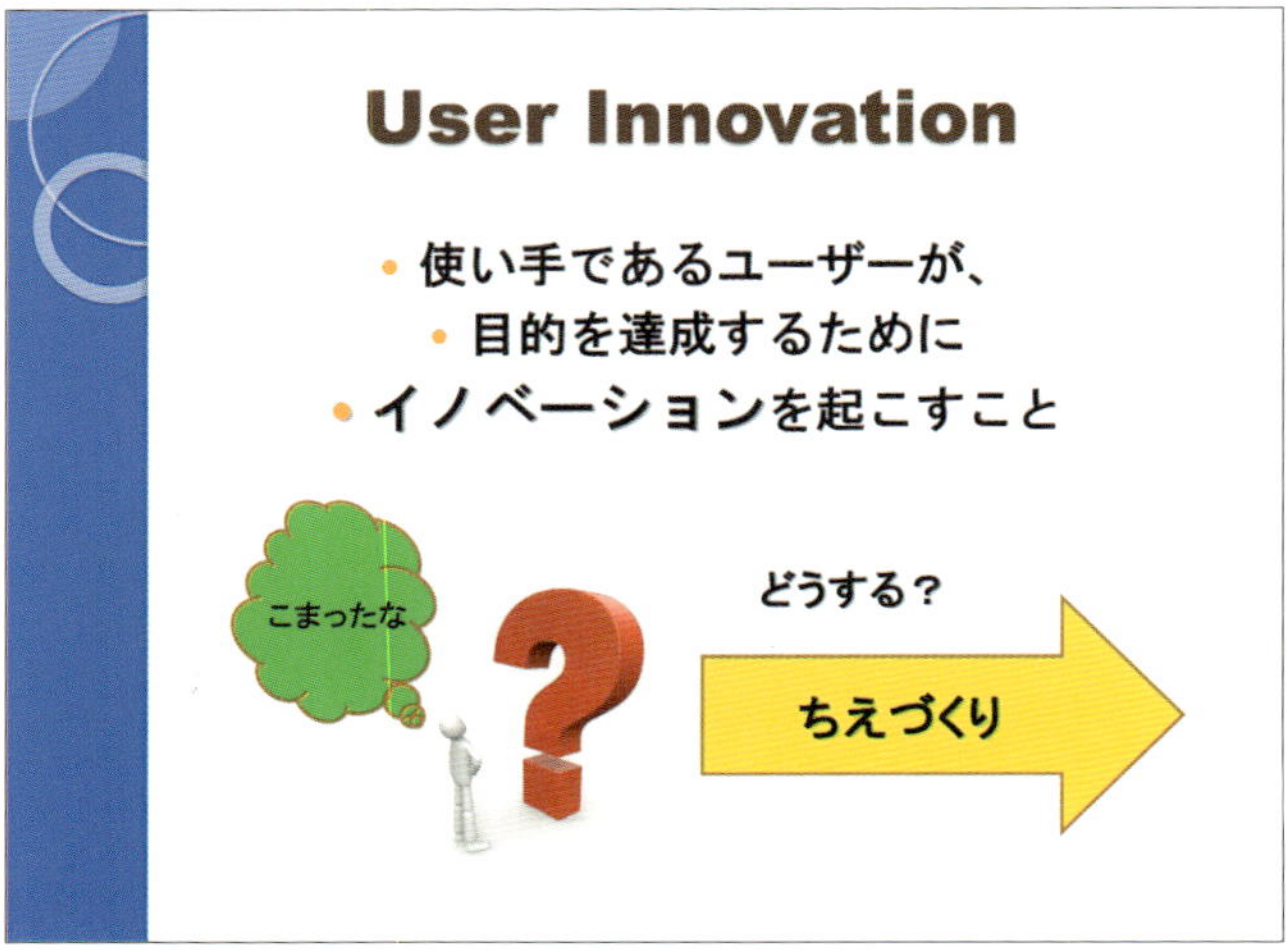

図1　ユーザーイノベーションとは？

吻合器を「食道と胃を縫合する器械」として日本で特許出願し、1965年にその特許を取得してしまいました。そして吻合器は最終的に米国に渡り改良され、今の各種手術の吻合器の原型となり、また、腸管の器械式吻合器となり現在あまねく世界中で使われるに至っています。

この峯先生の開発の特許の取り損ね案件については、私は1997年の第97回日本外科学会の高橋俊雄先生の会長講演で聴いて、大変強く印象に残りました。高橋先生は講演で「その特許でも取っていたら、この外科学会に皆さん全員を無料で招待できたのではないか」とおっしゃっていたように記憶しています。それほどの経済価値があるのか、と驚いたものです。先日、京都府立医科大学の名誉教授である高橋俊雄先生から当時の会長講演の原稿を直接戴きまして確認したところ、まさにそのように書いてありました。「やはり特許は大切なんだな」ということを、このとき生まれて初めて私は知ったのでありました。

私の初めての「ユーザーイノベーション」

私自身、先ほどの会長講演を聞いて3年くらい経ったころでしょうか。実際の臨床で非常に小さな肺がんの手術をしていたときに、なかなか腫瘍の位置が特定できず治療に難渋したことがありました。そのときに、伸びたり縮んだりする肺という風船のような臓器の中でこの小さな肺がんの位置を特定する技術として、磁石をその小さな患部に置いておき、そこからセンサーで位置を三次元的に計算して、それを表示して切除するというような方法を考えつきました。そこで関西経済連合会のアイデアコンテストなる企画に、その技術のアイデアを応募したところ、「発表前に特許は取っておかれたほうがいいのではないですか?」と事務局から電話がかかってきました。「特許」が、私の人生に実体と確かな重みをもって初めてやってきた瞬間でした。

「そういえば、あの会長講演のときに特許が大事だとおっしゃっていたな」と思い出し、事務局の勧めどおりに、特許というものに初めて挑戦することになりました。それで事務局から大阪の弁理士さんを紹介していただき、早速、その大阪の弁理士さんのところに行って相談することにしました。弁理士さんも、特許を申請して研究を進めることが大切だとのお話でした。この研究課題については、幸い、科学研究費も受託でき、磁場と位置の特定のシステムを京都大学ベンチャー・ビジネス・ラボラトリー（ＶＢＬ）で勉強させていただくことになりました。

その当時、弁理士さんが「米国の特許も頑張って取得してみてはどうですか」と言われるので、まだインターネットが普及していない時代に「アメリカの特許も取ろう！」と費用節約のためにと、米国の知的財産権に詳しい弁護士を紹介してもらい挑戦することにしました。当時は、なにやら「世界制覇！」できるような、高揚した気分にもなっていたものの、米国在住の弁護士兼弁理士との連絡もうまくいかず、担当弁護士の熱意も私の英語力では推し量ることができず、経費もドンドンかさんでいくばかり。結局、妻のほうから「もういい加減にしないさいよ……」と冷静に言われて、こちらの方は途中でギブアップしたという次第でございます。

日本の特許のほうは、１９９９年9月6日に出願し、なんとかかんとか、２００８

年5月16日に「微小腫瘍追尾手術システム」として、特許査定をいただきました。着想してから、なんと9年もかかりました。初めての知的財産に、ひとり、自宅で祝杯を挙げました。

2つ目のユーザーイノベーション

そして、そのような磁場誘導システムの研究をしている途中で、今度はタッチパネルナビゲーションを着想しました。内視鏡を用いて手術をするときに、外科医はモニターを見て、そして手術する部分を注視して手術をしているというのが一般的です。若い先生を指導するときに「そこをこう切って」とかブツブツ言いながら手術を進めていくのですが、うまく意図が伝わらずに「違う、ここ」と指示するときに、思わずモニターを自分の指で触ってしまいそうになったことがあったのです。「おっと、危ない」「触ったらいかん」というふうに冷や汗をかいたのでした。

そのときに、モニターを触ってそのままグリグリと動かして、手術処置ができないだろうか、というふうにぱっと閃いたのです。つまり、モニターを見て手術をするというところから、モニター自体を触ってコントロールして手術する、ということが実際にできたら楽だろうと考えついたわけです。そして、実際にコアな部分をきちんとまとめていくと知的財産権が取れそうだということで、その部分についてきちんと特許申請をしまして、さらに、将来的に特許ができたら社会実装できるということを申請書に書き、ありがたいことに日本学術振興会の科学研究費助成事業（科研費）が通り、それで研究費をいただいて研究を進めました。

図2、3が実際に作ったタッチパネルナビゲーションの器械です。図のようにモニターを

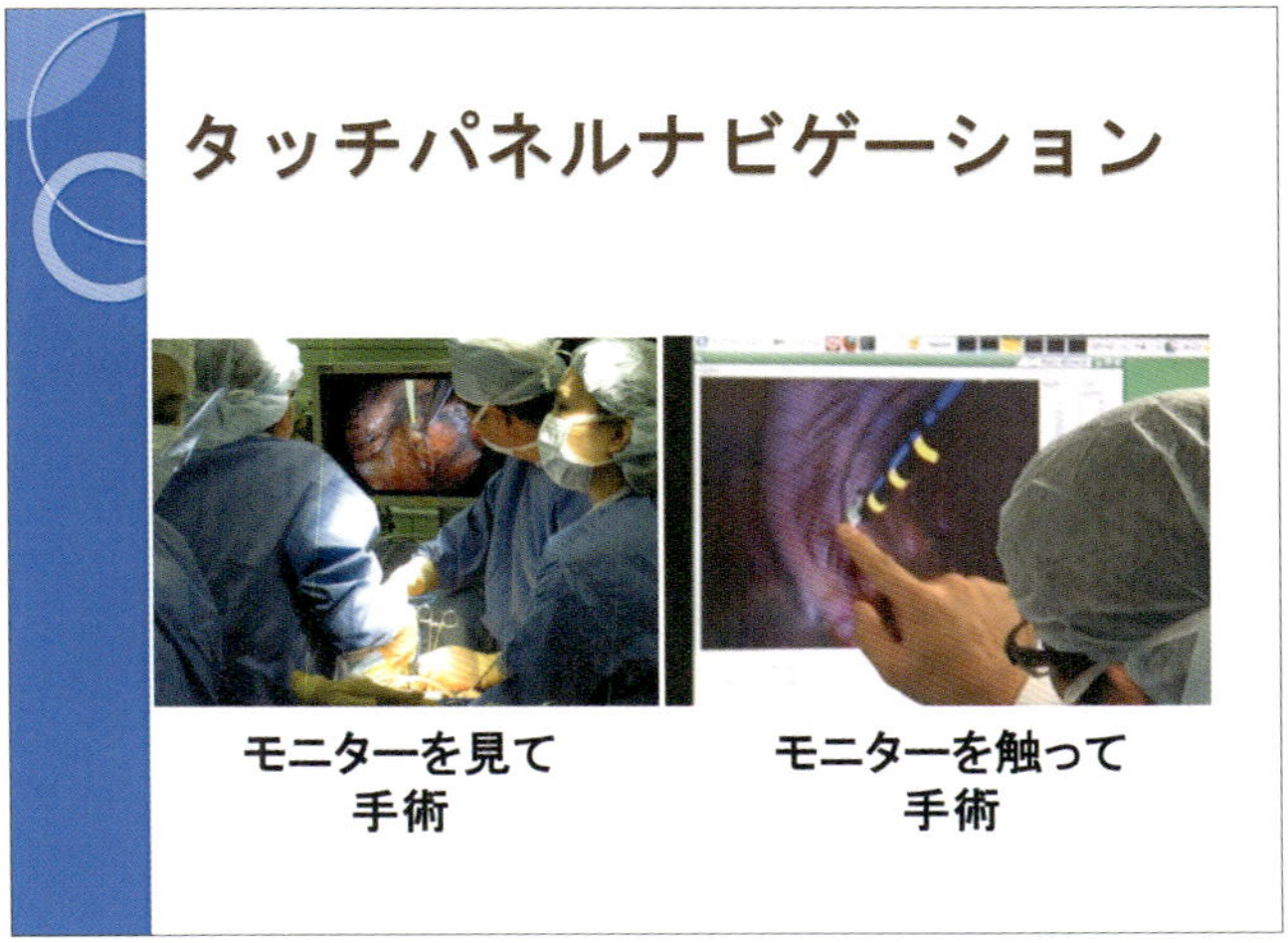

図2　タッチパネルナビゲーションを使った手術

見て、触って手術します。モニターを指で触ると、非常に簡易にそのロボットの先端を動かすことができます。対象の位置から5㎜の距離で制御して動かすということがきちんとできています。もし、この器械に将来的にレーザーなどを持たせれば、距離が5㎜以内ですと、ヤグ（YAG）レーザーで焼灼しながら正確に切れるというようなことが実際にできると研究の中で実証して作っていきました。

この件については、日本の特許は拒絶通知なしにストレートに取得できました。一方、米国のほうはストレートにトントン拍子とはいかず、立ちはだかったのは手術ロボットの大御所ダ・ヴィンチの特許でした。ダ・ヴィンチのティーチングシ

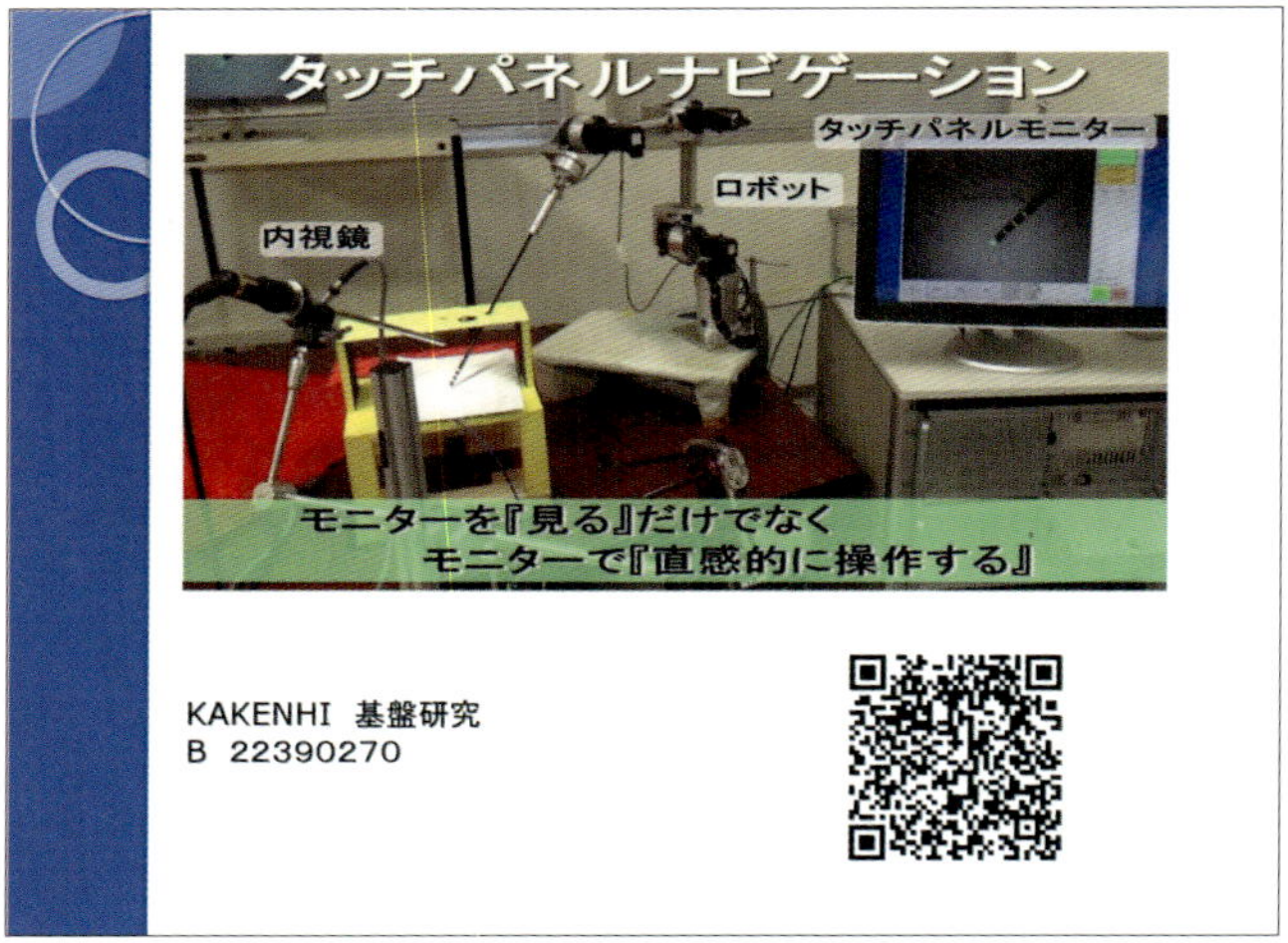

図3　タッチパネルナビゲーションの器械一式

ステムの特許に抵触するということで、一度拒絶査定が来ました。しかし、タッチパネルモニターを指で触って、指の動きでロボットの先端をコントロールする（まだタッチパネルのｉＰｈｏｎｅが世に出回っていないときです）という、Trajectory（軌道）の概念を押し出して、特許査定を得ることができました。米国現地の弁理士さんに米国特許庁に出向いてもらって、面談で説明してもらうなどの「押し」もするなど、大変な紆余曲折がありましたが、よい勉強と経験になりました。

知的財産権の作り方　学んだこと（１）

講演会などで、特許、知的財産権に関係して「どうしたらそういうふうに思いつくんですか？」とよく聞かれます。わたしの所属している京都府立医科大学は医学部単科でして、自分の大学ではそのような知財教育は受けたことがありませんが、１９９９年から２００４年まで前述のとおり京都大学ＶＢＬに出入りして勉強させていただきました。京都大学は非常にオープンな校風で、工学部の先生がいろいろなことを教えてくださるという好条件もあり、このＶＢＬで勉強させていただけたことが人生の大きな転機になっています。今から思えば、非常におおらかで、惜しみなく色々なことを与えていただいたことが大きく、大変感謝しています。

その中でも、知的財産権の講義がシリーズとしてあり、非常に体系だって講義がありました。毎週金曜日の午後の講義でしたが、その講師を務めておられたのが、京都国際特許事務所の小林良平先生でした。

その中で私が学んだことは、大きく分けて2つあります。1つは、知的財産権は米国では憲法事項であり、とても重要な権利と考えられていることでした。これは合衆国憲法を見ていただければ、第1章の8条8項にはっきりと書いてあります（図4）。つまり、日本の場合、特許法という

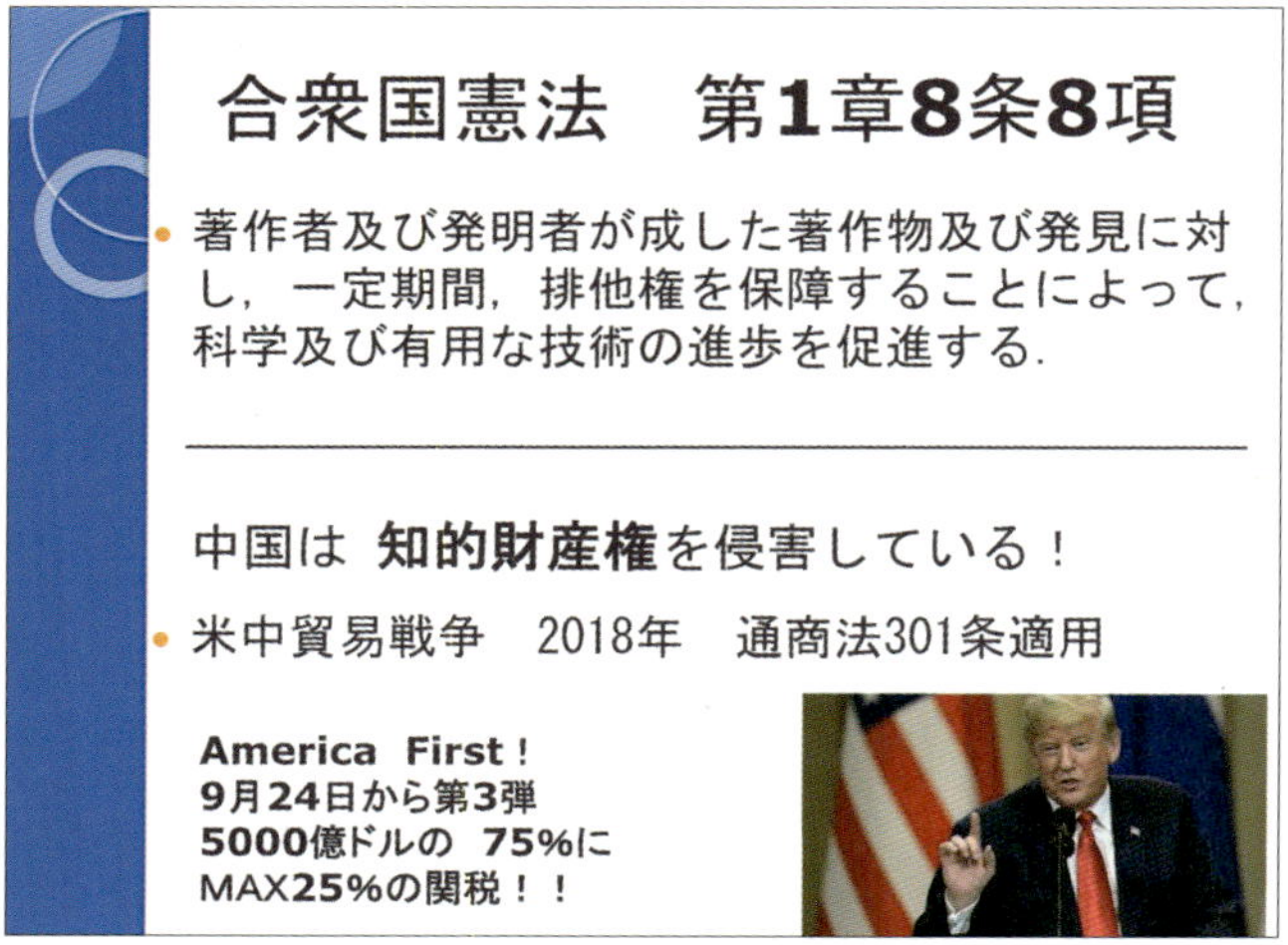

図4　合衆国憲法第1章8条8項

のは、日本国憲法があって、その下に民法があって、その民法の下に特許法があるということで、2段下になっています。けれども、アメリカ合衆国にとっては、特許は基本的人権と並ぶものであり、憲法の違反になるのです。

それゆえ、著作物や発明についての「ギフトオーサー」は厳密に考えなくては、米国特許制度では査定をとれないと教えられました。医学部では、学会発表や論文でも研究室の長として、教授を共同演者に記す慣例がありますが、これを特許についでは適応してはいけないということです。つまり、日本の大学から出た特許が米国で査定を求めて審査となったときに、発明者（オーサー）にその教室の教授の名前が入っていたら、「その教授は本当に発明者ですか」というふうに特許無効の反撃がありうることになります。米国特許申請のときにギフトオーサーが発覚すると、そこを突かれると憲法違反となり、刑法罪になるということです。

特許は大切なアイデアであれば、あるほどに、ギフトオーサーは絶対にやってはならないということです。ですから、本当に優れたアイデアがあって、それが大学院生によるものであったとすると、その大学院生が単独で思い付いたことは、その大学院生だけをオーサーにすべきなのです。当時、そうでなければならないというように、京都大学大学院工学研究科では教えられていました。

現在は、あれからもう20年ぐらい経つわけですが、知的財産権の侵害ということで、２０１８年になって米中の貿易戦争となってきており、知的財産権、無形資産の価値をめぐる経済分野での覇権争いが激しくなってきています。新聞を見ていただいたら、「知的財産権の侵害を～」ということが必ず書かれています（図４）。普通の日本人の感覚だと「そんな特許のちょっとしたことぐらい」と思いがちですが、アメリカ合衆国にとっては、これは憲法に対する侵害でありまして、アメリカ人の感覚からすると「ビジネスマンの感覚では当然だ」ということになり、あれほどの紛争になっているのです。

知的財産権の作り方　学んだこと（２）

もう1つは、特許を実務的につくるためにはどうするか、ということを教わりました。数学で集合のときに習うベン図というのがありますね。あの丸い輪です。これがわかれば特許が書けるというか、特許を思い付ける頭になる、と。そういう図を描きながら、今ある常識の外の部分をどう考えるかというところに頭を持っていくと、新しい知財につながって、それが新しい発展に繋がると勉強させていただいたのです。

図5、6は、その講義のときに小林先生が黒板に大きく描かれた図をそのままパワーポイントに直しただけのものです。つまり、実際にいろんな発明や特許など、「いま解決したい課題は何ですか？」というふうに問われたときに、真ん中に「常識」を置きます。常識ではこうなっている、と。その常識から外へ出ようとするとき、そこには出

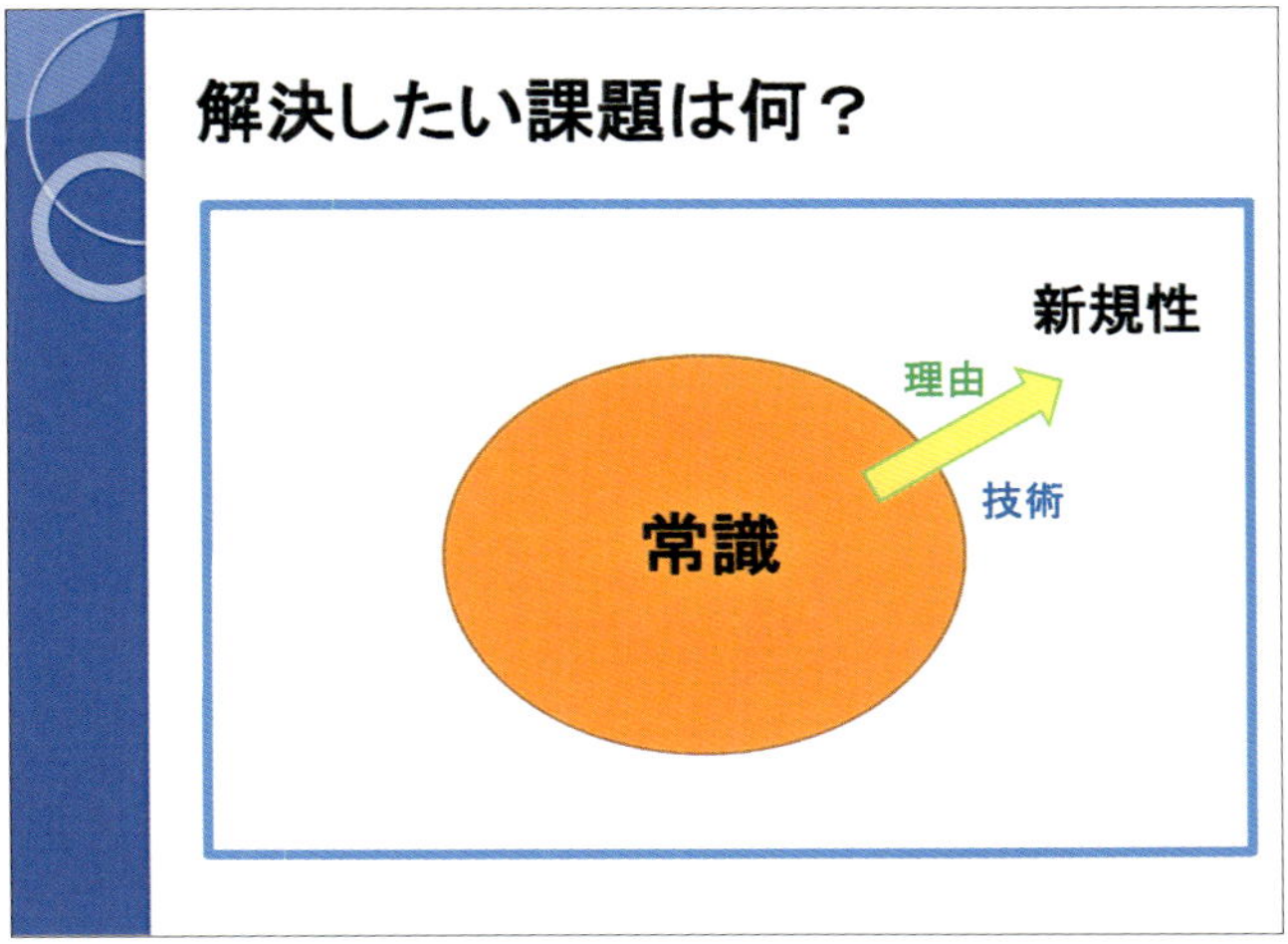

図5　ベン図で特許を思いつく頭に

るための理由が要りますね。常識で満足できているならば、出る必要はないわけですから。なぜ出るのか。どうして今の常識から出ないといけないのか？　そして、常識の外へ出たものは「新しい」ものになるわけですが、その新しいものを特許・知財にするには、どうしてもそれを実現できる科学的根拠や技術が必要になってくるのです。

この話を、先ほどのタッチパネルナビゲーションを例に説明すると、まず常識としてロボットは指でマニュピレーターというコントローラーを触ってコントロールするということがあります。指の動きをメカを通して動作ロボットに伝えて動かすのです。

一方、タッチパネルナビゲーションでは、ロ

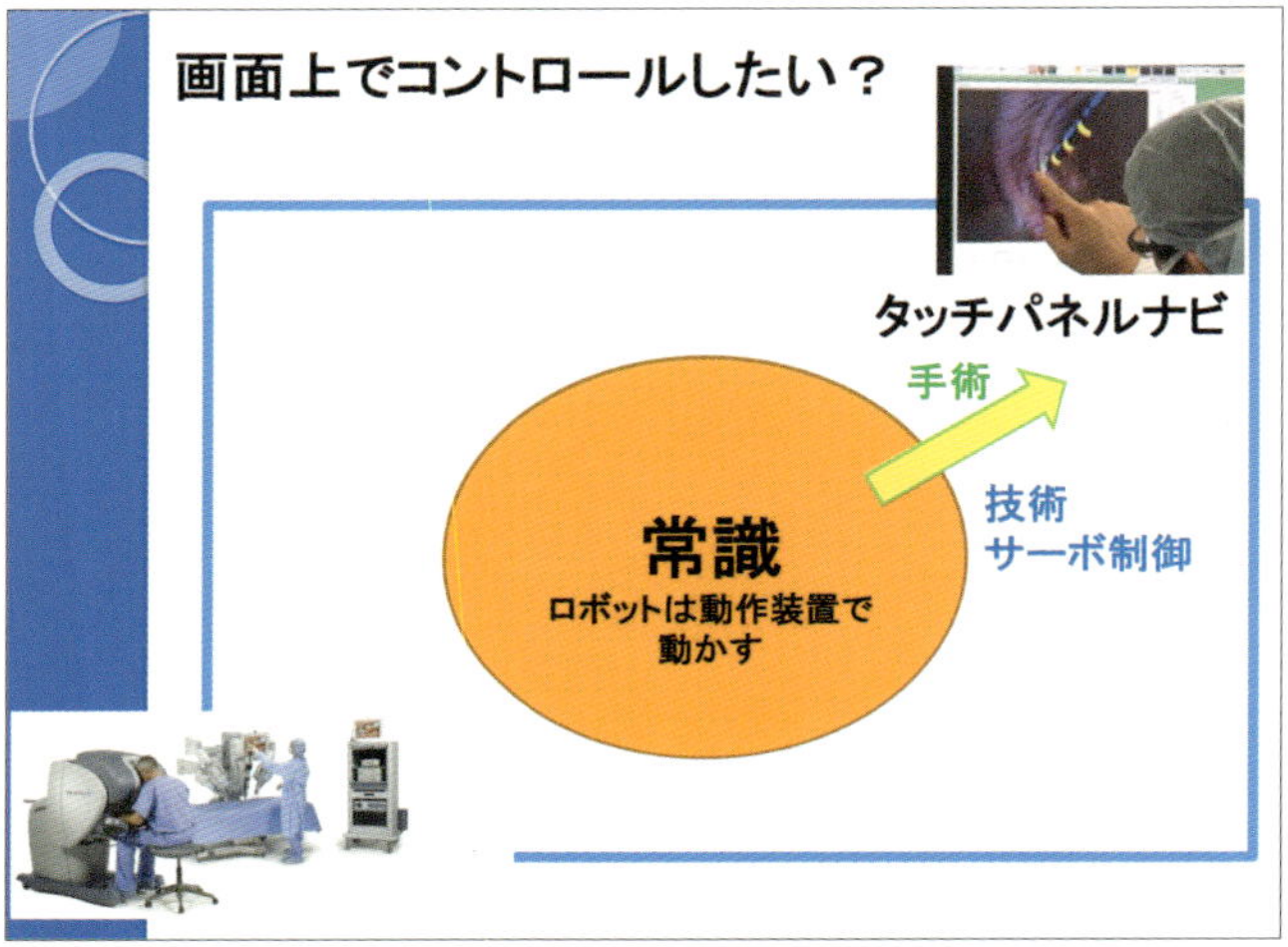

図6　タッチパネルナビを考えてみる

ボットが動いた結果であるモニターの画像のロボットの手の先自体を指で導いて動かします。タッチパネルナビの場合は、インテュイティブ（intuitive）に触ったところをそのままコントロールするということで、タッチしたところをコントロールする、そういう手術は、いままでのロボット手術の常識の枠の外だったのです。では、どうやって、タッチパネルでコントロールできるようにするのか。その辺の技術的な仕組みを「科学的に説明できる」と知的財産権になる可能性が出てくる、と考えて進めていくわけです。

内視鏡手術のロボット云々は、わかりにくいかもしれません。次は、もっと、もっとシンプルな手術道具を取り上げましょう。

剥離子

私が日頃やっております肺がんの手術では、今まで先端の丸い棒で肺を押さえたりして行っていました。先端が丸いので、少し濡れるとツルっと滑ることがありますから、ついつい若い先生に「しっかり押さえといて」と言いますと、かえって押さえすぎてヌルヌルと滑ってしまい、困ったなぁと思う場面がありました。

肺癌の手術をするときには、肺をうごかないようにおさえる道具、これを剥離子《はくりし》というのですが、2008年当時は、国内外の剥離子は、何種類かみんな丸だったんです。つまり、先端が球であり、綿糸をまきつけて作っているものですから、当然断面が円になっていました。

当時、ちょうど、車を乗り換えたくて、思い切って、中古車のロータリーエンジンの車を買いたいなと思っていました。そしてお風呂に入ってぼんやりとしていたときに、「こういうふうにくるくるとローターが回るのであれば、剥離子も先端は丸でなくても、こんなロータリー形でもいい

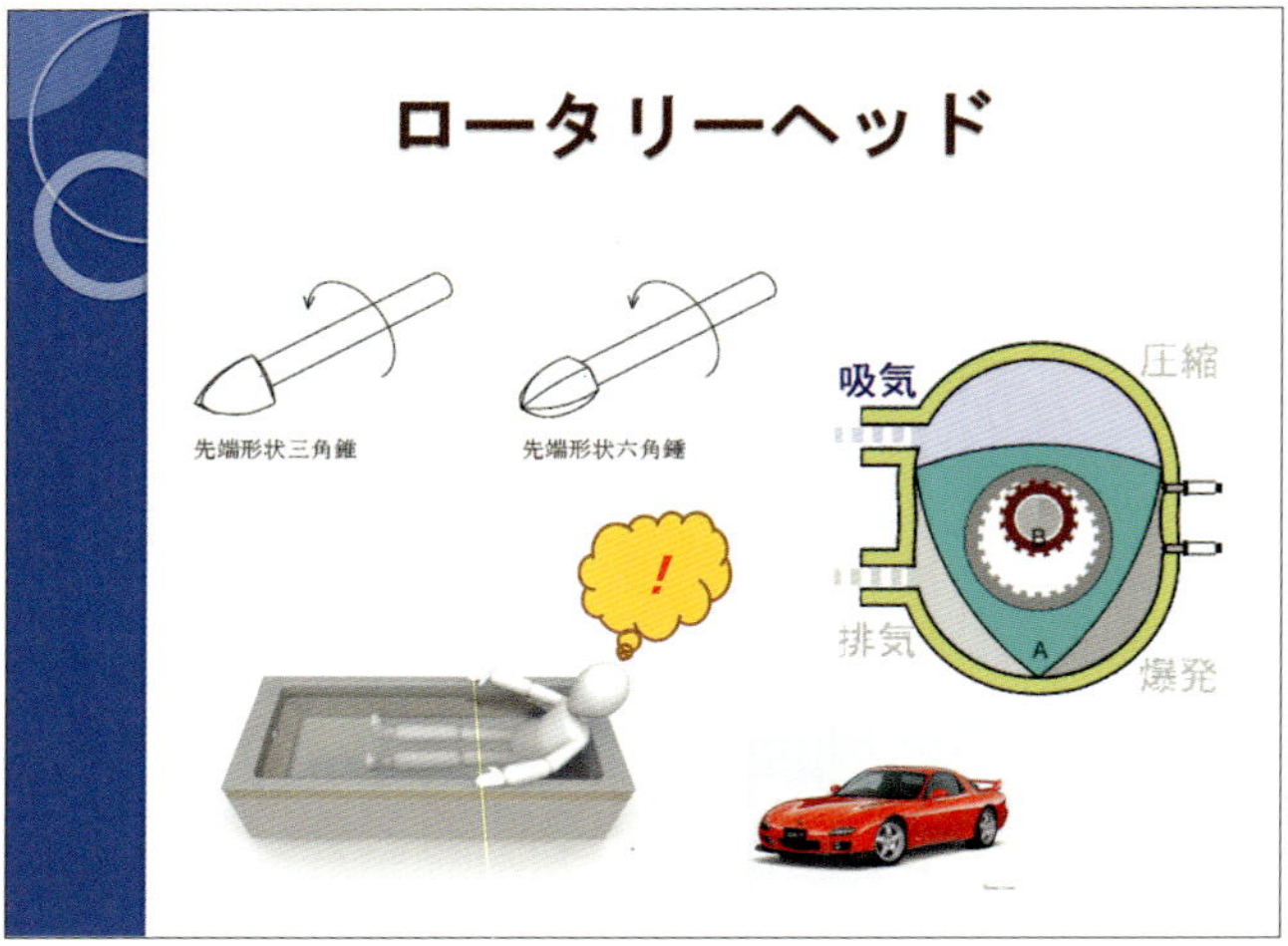

図7　先端は丸くなくてもよいのではと思いつく

んじゃないかな」と、ふと考えがするすると下りてきたのです（図7）。「丸でなくてもいいのでは？」と思ったわけです。

狙いは、できるだけ先端がすべらない道具で、視野を保持することで、安全に手術をしたいということです。剥離子の先端に綿の糸を巻けば丸になりますが、形状を丸以外にしようとすると、綿以外の素材を考えなければならない。形状を自由に作り上げるために「樹脂」にしようと考えると、それを全て満たすような新しい道具を考えなければならなくなります。

最終的には手術をうまくするためには先端のグリップ力を上げることが必要であり、そのためには先端を今までの丸い綿球の世界から、多角形の形状を作れる樹脂に変えることが必須だと確信しました。さらに綿糸なら水分を吸収できますが、樹脂そのものは水分を吸収しないことから、多孔性を持たせるために多孔質樹脂に変えなきゃいけない、というふうに考えたわけです。

ロボットの開発のときには、研究開発まではなんとか協力してくれる企業がみつかっても、製品化は夢のまた夢でありました。企業と話をしても、「リスクがあるのでできませんね」と言われるだけでした。しかし、今回は外科医にとっては身近な手術道具だけに、なんとか、実際に医療の世界で使ってもらえるようにしたいものだと考えました。それには、医療機器の製造販売の許可を持つ企業に相談するのが一番の近道だと判断して、手術道具のアイデアを信州の株式会社八光に相談したところ、一緒に歩んでくれることになりました。

特許にするときには先端を「N角形」と記述しましたが、結局は実際に製造するときの金型のことなども考えて六角形の先端としました。そして、材質については、綿糸の成形では、なんどトライしても水分を含むと形状が不安定になるので、これは不採用としました。結局、ポリエチレン樹脂を使い、しかも血液を吸収できるようにするために、小さな穴（コア）を空けることで、綿糸の70%くらいの吸水性を確保しました。そのような内容で、経産省の課題解決型事業として大きな研究開発費をいただきました。大学と一緒に研究開発を行い、企業に、費用のかさむ金型製造に資金注入をして、量産と製品化を視野に社会実装の確保に向かいました。

２０１３年の日本内視鏡外科学会で、先端が12㎜の呼吸器外科用の「ロータリーダイセクター」（図８）ができたと発表したところ、質問の時間に、消化器外科医の先生から「先生それは大きすぎて消化器外科では使えませんので、５ミリのポートから入るように、直径５ミリの細いものをつくってもらえませんか」と言われました。株式会社八光の開発の竹内隆雄さんと相談して、それでは細径の５㎜にしてみようかということで、再度、先端のチップの強度の検討を行い、細径化をめざしました。一生懸命作っていくと、そうすると、また色々と新しい技術が必要になり、課題を解決していくことになりました。

そんなこんなで製品になんとかたどり着いてみ

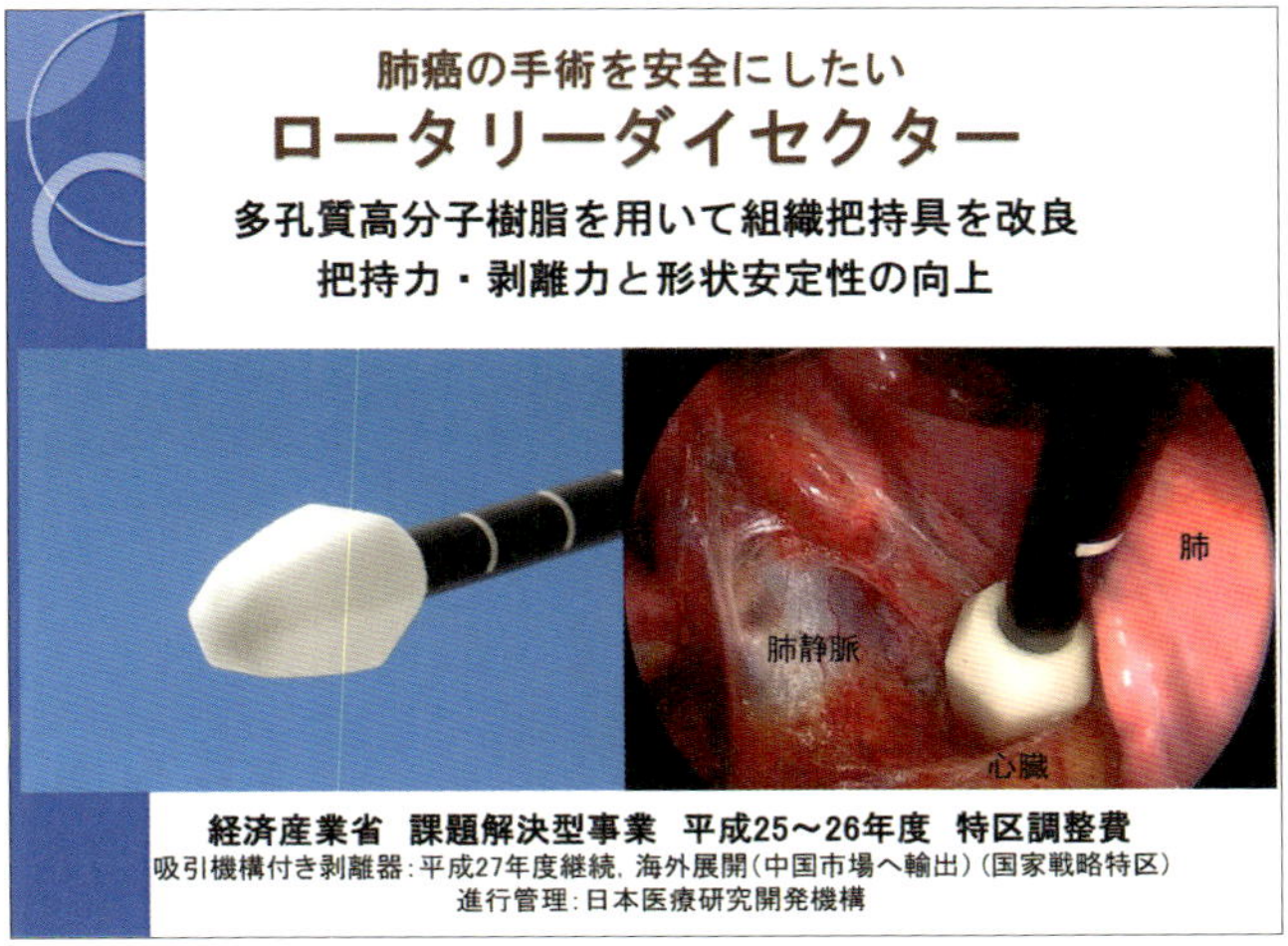

図８　「ロータリーダイセクター」

ると、元祖の呼吸器外科用途の直径12㎜の製品の売上はあまり変わりませんが、腹部外科手術用の直径5㎜のほうは順調に使用症例が増え、2019年10月時点で、累計2万2228本の利用実績となっています。もともと解決したい課題があって、それで新しいものに挑戦したわけですが、「もう少しこう変えたらいいんじゃないか」という意見を学会の場でいただくことで、また新しいものの開発につなげることができたという例です。

ミラー鉗子

次にその経験を生かして、新たな手術鉗子《かんし》を製作する機会に恵まれました。肺の外科では、肺の血管が非常に弱いので、手術時には細心の注意が必要です。私も、手術中に傷付けたつもりはないのに、急に大きく出血してしまい「これはどうしたのかな」と後でビデオを見直すというような経験がありました。

そこで、金属の手術鉗子を操作したときに、なにかの拍子に急に血管に小さな傷が入るのはなぜだろうか、鉗子の先はどうなっているのだろうかと疑問に思い、鉗子の表面をよく調べてみると、従来の鉗子は切離面の部分に、ミクロンレベルの金属の盛り上がりがあったり、小さなバリがあったりしていました。また、電気メスを使ったときに鉗子の金属表面の荒れがあって、その荒れている穴のエッジの部分に小さなミクロンレベルの傷が入って盛り上がったりしていました。小さな小さな棘が手術道具の表面にできていたわけです。

なるほど、そういうところが血管と擦れて血管を傷つけ、出血等につながっているのか、それでは棘がないようにそこを究極に「鏡」のように磨きあげればいいのではないかと考えました。鏡のように！と考えて「ミラー鉗子」と自分で名付けて、ひょんなことから、自動車金属部品を製造している大阪のハリキ精工株式会社と一緒にやってみることになりました。

図9は、ユニポート手術（体の傷がひとつしかない肺がんの手術）用の大湾鉗子です。鉗子の先端は電気メスのスパークで表面がクレーターのように凸凹することが多いのですが、そうならないように先端の材質にチタン合金を採用して、形状をツルツルに磨き上げました。また、押し込んだときに先端で組織を傷つけないように、先端

形状にも工夫を加え、さらに、先端のチタンの合金を徹底的に機械的に磨いた後に、秘密の特殊な配合電解液を用いて電解研磨技術でさらに磨き上げました。ここには、金属磨きの究極の技術が投入されています。手術のときに、実際に患者さんに触れる鉗子先端の1センチの部分に、最先端の加工技術が投入されているわけです。これこそが、Made In Japanのものづくりの結晶「ミラー鉗子」のスピリットです。

以上ご紹介してきたように、自分で考えたアイデアが形になる、ユーザーが安全に手術を行うために新しい道具を作る、医工連携で作るということが可能です。「ものづくり」「ちえづくり」の世界です。ユーザーイノベーションということで、

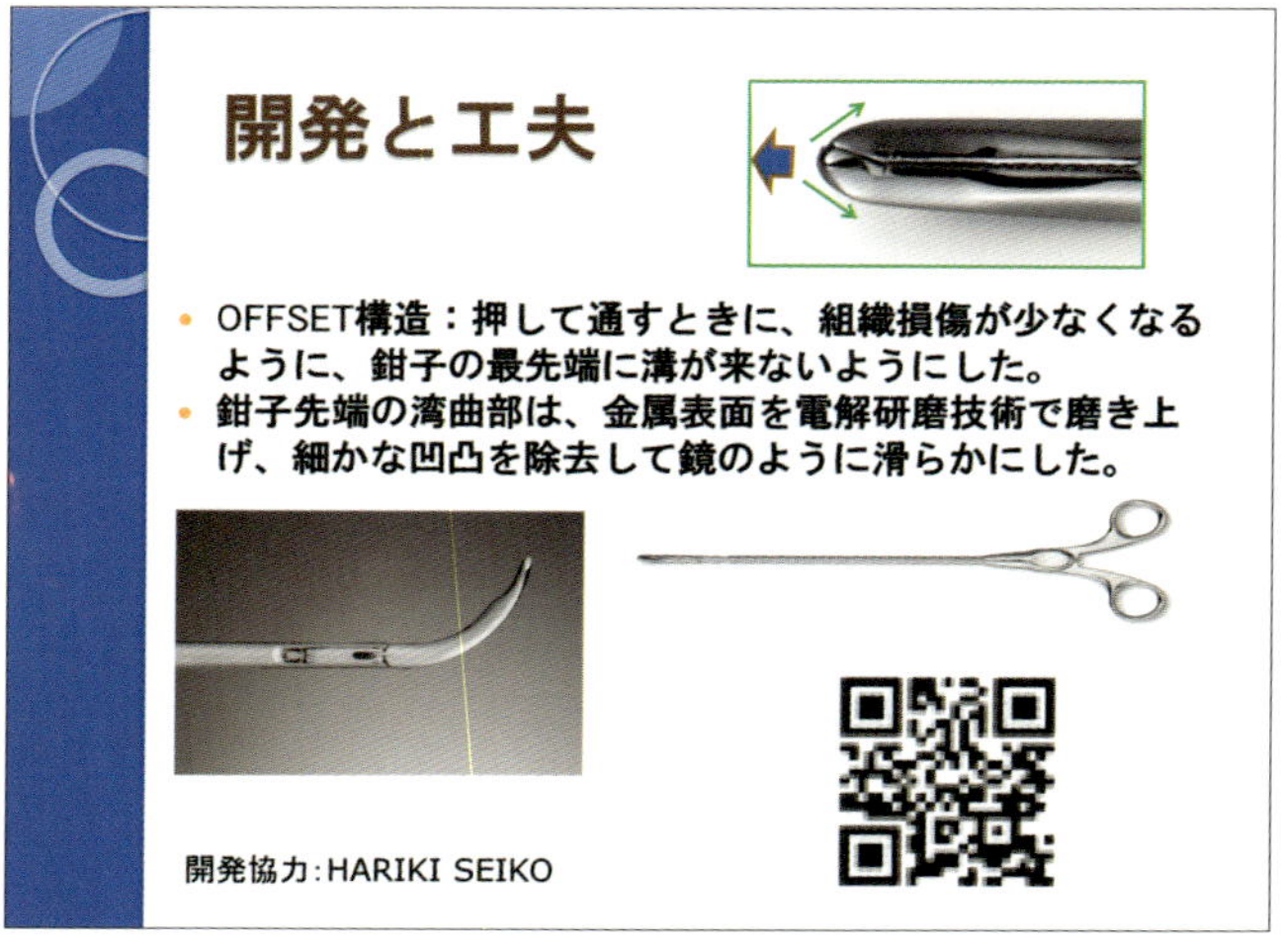

図9 「ミラー鉗子」

困ったことや問題点を解決したいとの思いから「ものづくり」に繋がっていくのですが、しかし「もの」を作っただけでは影響の範囲が限定的でイノベーションとは言えません。真のイノベーションとは医工連携を経て、日本の確かな「ものづくり」で製品化を行い、さらにその製品が社会に広まって、多くのユーザーがその製品を使い、そして称賛や時には厳しい評価をもらって、次の革新に繋がっていくことではないかと考えています。

イノベーションにはプロモーションが必須です。QRコード（図9）で、ミラー鉗子の世界を是非とも、覗いてみてください。

参考文献

（1）日本臨床外科学会雑誌／71巻（2010）6号　平成21年度学会賞受賞記念講演　消化管器械吻合の歩みと共に、中山隆市、2010年71巻6号p1393～1412

（2）日本国特許 JP5236353B2 Japan　島田順一、竹内隆雄、Worldwide applications, 2008, JP

（3）知識資本主義―ビジネス、就労、学習の意味が根本から変わる、バートン＝ジョーンズ、アラン著／野中郁次郎監訳／有賀裕子訳、日本経済新聞出版社、2001年4月

USPTO（米国特許商標庁）の米国特許検索サイト

特許庁（JPO）と独立行政法人工業所有権情報・研修館（INPIT）が運営する
日本の産業財産権検索サイト「J-PlatPat（特許情報プラットフォーム）」

3

ものづくりとちえづくり
—ものづくりにおける知財の重要性—

柏野聡彦（一般社団法人日本医工ものづくりコモンズ専務理事）

私からは3つのことをお伝えしたいと思います。1つは、医工連携は医師はじめ医療関係者の方々にとって意義があるものですということ。みなさんにぜひ医工連携に関心を持っていただきたい、それからぜひこの医工連携の世界に参画していただきたいと思います。2つ目は、医工連携はみなさんの知恵から始まるものだということ。「知恵＝知財」を重視しながら医工連携を進めていただくことが大切だと強調したい。そして3つ目、その実践方法についてです。知財に配慮した医工連携の進め方やその仕組み、特に医工連携の入口となるマッチングの仕組みが、どんどん作られてきています。そのことを少し紹介します。

医工連携は臨床現場から始まる

医工連携というのは、医療関係者と企業との連携により医療機器の開発や事業化を推進するような活動ですが、医療機器産業には「医薬品、医療機器等の品質、有効性及び安全性の確保等に関する法律」（略称：医薬品医療機器法または薬機法）に基づく許認可制度といった特殊性がまずあります。それから、一般企業とは違う病院や診療所相手に商売をするという商売上の特殊性があります。このように医療機器産業は、特殊な法規制、特殊な市場を前提に活動する〝特殊な産業〟ですので、単に臨床現場の医のニーズとものづくり技術を持つ企業が連携するだけではなかなか製品化に至りません。医のニーズを医療機器ビジネスとして円滑に事業化していくためには、医療機器ビジネスを熟知した人、つまり製造販売（製販）企業、いわゆる医療機器メーカーとできるだけ早いタイミングで連携することが1つのポイントです。このことによって、医療関係者の方が円滑に医工連携を進めやすくなります。このようなコンセプトで私は医工連携を進めています。**図1**では「これまでの医工連携」と「これからの医工連携」としていますが、どちらの場合であっても「医工連携は臨床現場から始まる」のです。

医工連携の意義、メリット

臨床現場の医療者が医工連携をやる意義は何でしょうか。医工連携とは、いわゆる「デバイス研究」になるわけですが、デバイス研究は医薬品研究と同様に医療・医学に貢献する研究活動です。これが大きな意義としてあります。

多くの医療者はラボではなくて臨床の現場にいます。医工連携の中で、臨床現場から研究業績を出す多くのチャンスに恵まれますし、筆頭著者、ファー

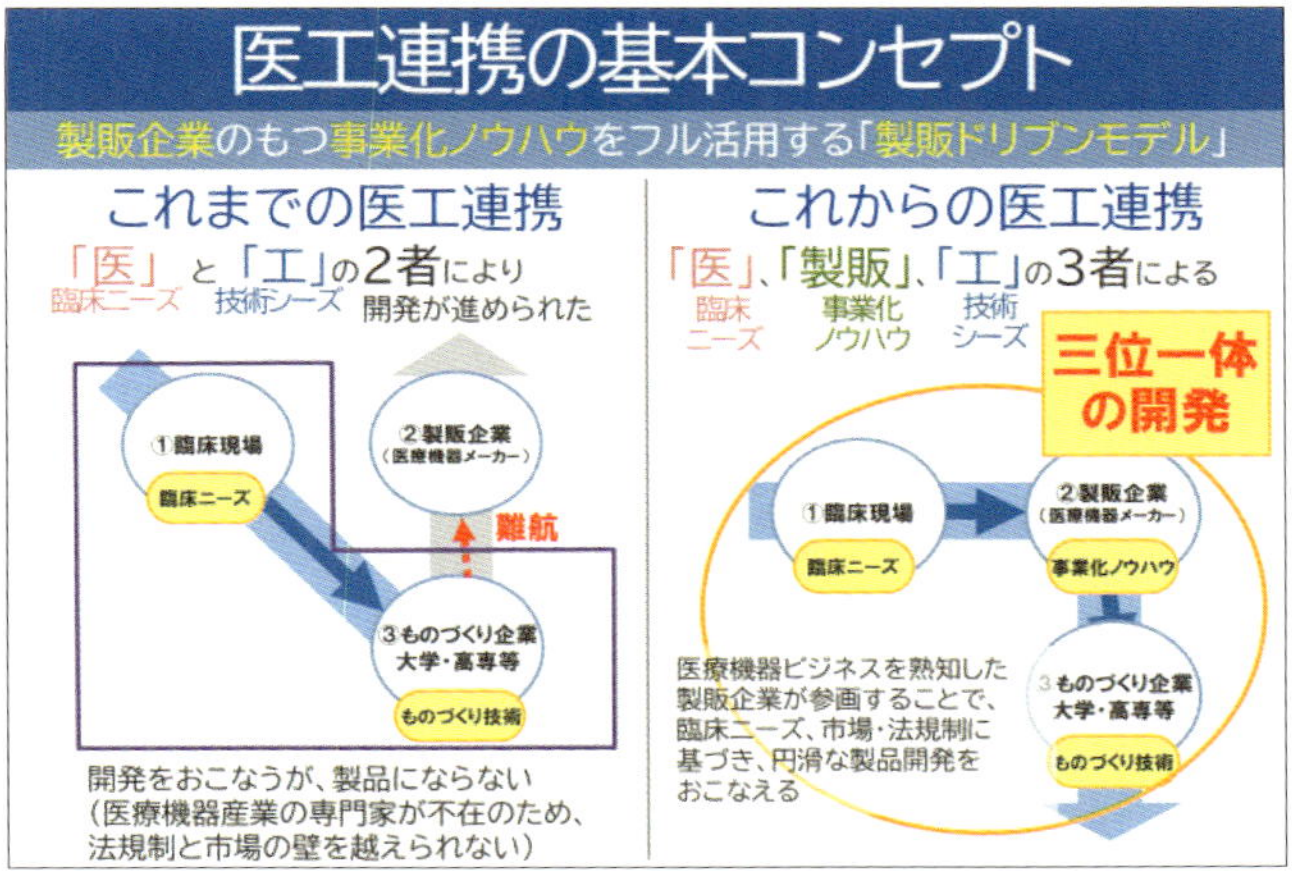

図1　医工連携の基本コンセプト

ストオーサーで論文を出すチャンスも出てきます（図2）。

産業振興系の公的資金を獲得できるというメリットもあります。医師の方々は、文部科学省や厚生労働省系の公的資金にはわりとなじみがあると思いますが、産業振興系の公的資金の多くは企業が申請者になる関係であまり馴染みがないのではないでしょうか。医工連携への参画で、産業振興系の公的資金という新たな研究費のルートが拓けます。

また、医工連携では、研究負荷の大半は開発を行う企業側が担うため、医療者側の研究負荷は比較的低くなります。研究開発テーマの数も多く内容も多様です。「開発期間の短いものをやりたい」とか、「開発難度の低いものをやりたい」とか、「イノベーティブなものをやりたい」とか、そういった自分の

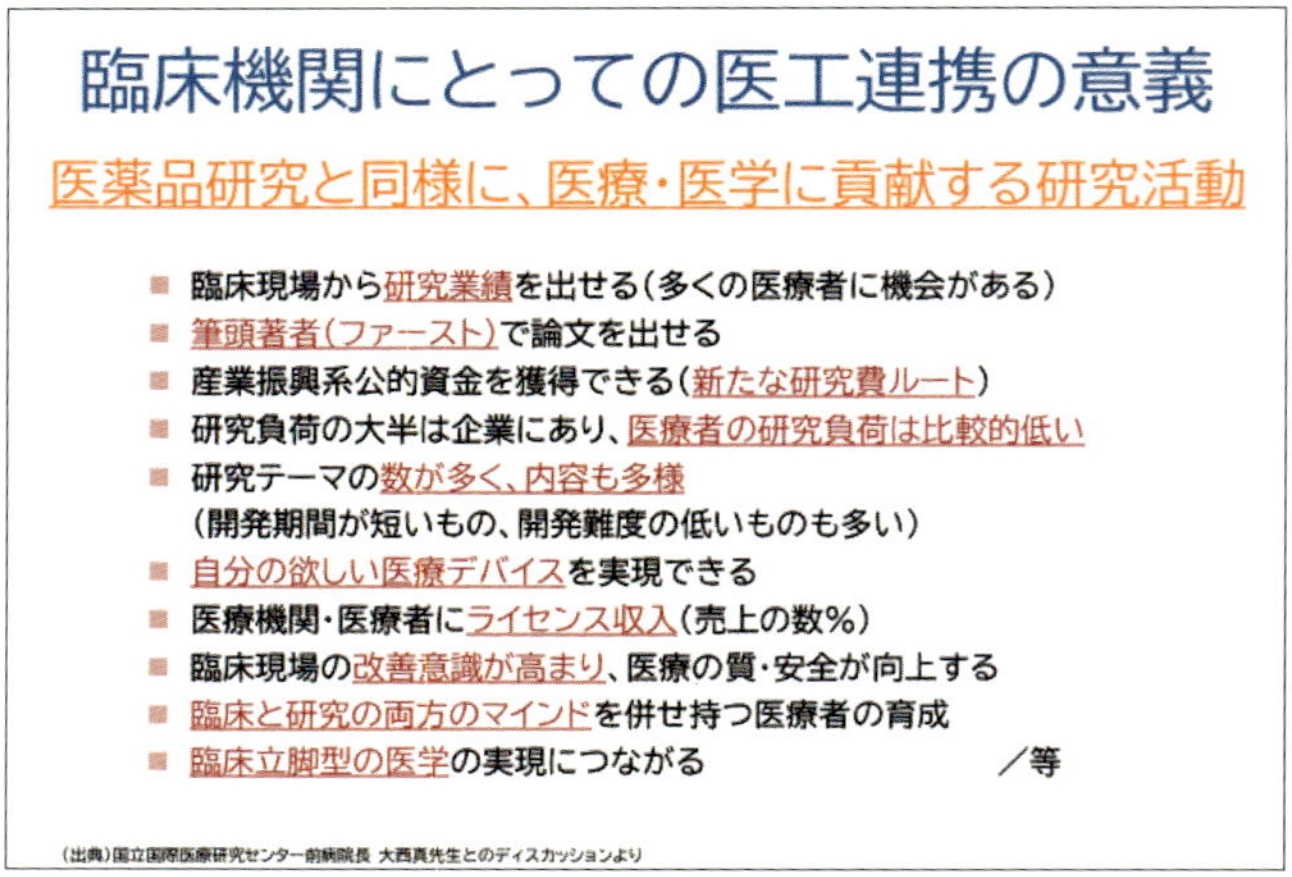

臨床機関にとっての医工連携の意義
医薬品研究と同様に、医療・医学に貢献する研究活動
臨床現場から研究業績を出せる（多くの医療者に機会がある）
筆頭著者（ファースト）で論文を出せる
産業振興系公的資金を獲得できる（新たな研究費ルート）
研究負荷の大半は企業にあり、医療者の研究負荷は比較的低い
研究テーマの数が多く、内容も多様
（開発期間が短いもの、開発難度の低いものも多い）
自分の欲しい医療デバイスを実現できる
医療機関・医療者にライセンス収入（売上の数%）
臨床現場の改善意識が高まり、医療の質・安全が向上する
臨床と研究の両方のマインドを併せ持つ医療者の育成
臨床立脚型の医学の実現につながる
／等
（出典）国立国際医療研究センター前病院長 大西真先生とのディスカッションより

図2　医療機関・医療者にとっての医工連携の意義

要望に沿った形で多様に研究テーマをアレンジすることができます。もちろん、自分の欲しい医療デバイスを実現できる、という意義もあります。

それから、ライセンス収入を期待できるということがあります。さらには、臨床現場の改善意識が高まって、医療の質、安全、患者満足度の向上につながる、臨床と研究の両方のマインドを併せ持つ医療者の育成につながる、ひいては臨床立脚型の医学の実現につながるという意義があります。

こうした意義を、医療者の先生方だけでなく、医工連携のイベントを主催する私たち、そしてイベントに参加する企業の方々が共有して取り組むことが大切です。

公的な研究助成金

産業振興系の公的資金は、申請者は企業となりますので、医療者の方々は企業と連携（分担研究者として参画）することでその公的資金を使うことができます。

産業振興系の公的資金には、経済産業省の「ものづくり補助金」などがあります。これは補正事業で、毎年要件が変更されるのですが、おおむね1000億円あって、全国で数千件採択されます。こういったものが医工連携でも多く使われています。注目してほしいと思います。

国だけではなくて地方自治体も助成金を準備しています。東京都では「医療機器産業参入促進助成事業」という、1件あたり上限5000万円の助成金を整備しています。さらに、2018年度に東京都がスタートさせた「先端医療機器アクセラレーションプロジェクト（通称「AMDAP：アムダップ」）は、1件あたり最長6年・最大6億円の助成事業です。東京を起点に医療のイノベーションを創出したいという思いのある方は、ぜひ私に声をかけていただければと思います。

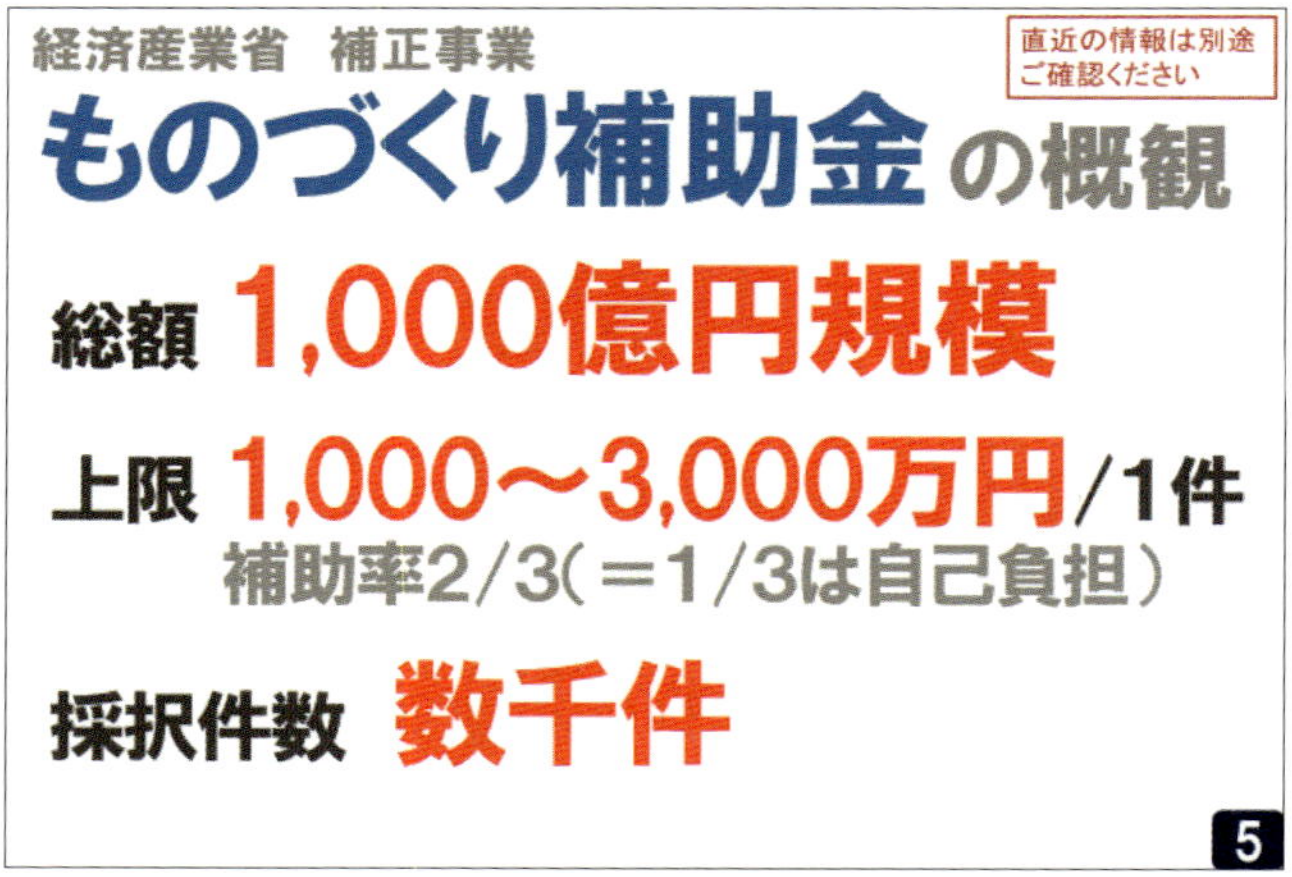
経済産業省　補正事業
直近の情報は別途ご確認ください
ものづくり補助金の概観
総額 1,000億円規模
上限 1,000～3,000万円/1件
補助率2/3(＝1/3は自己負担)
採択件数 数千件
5

図3　経済産業省のものづくり補助金

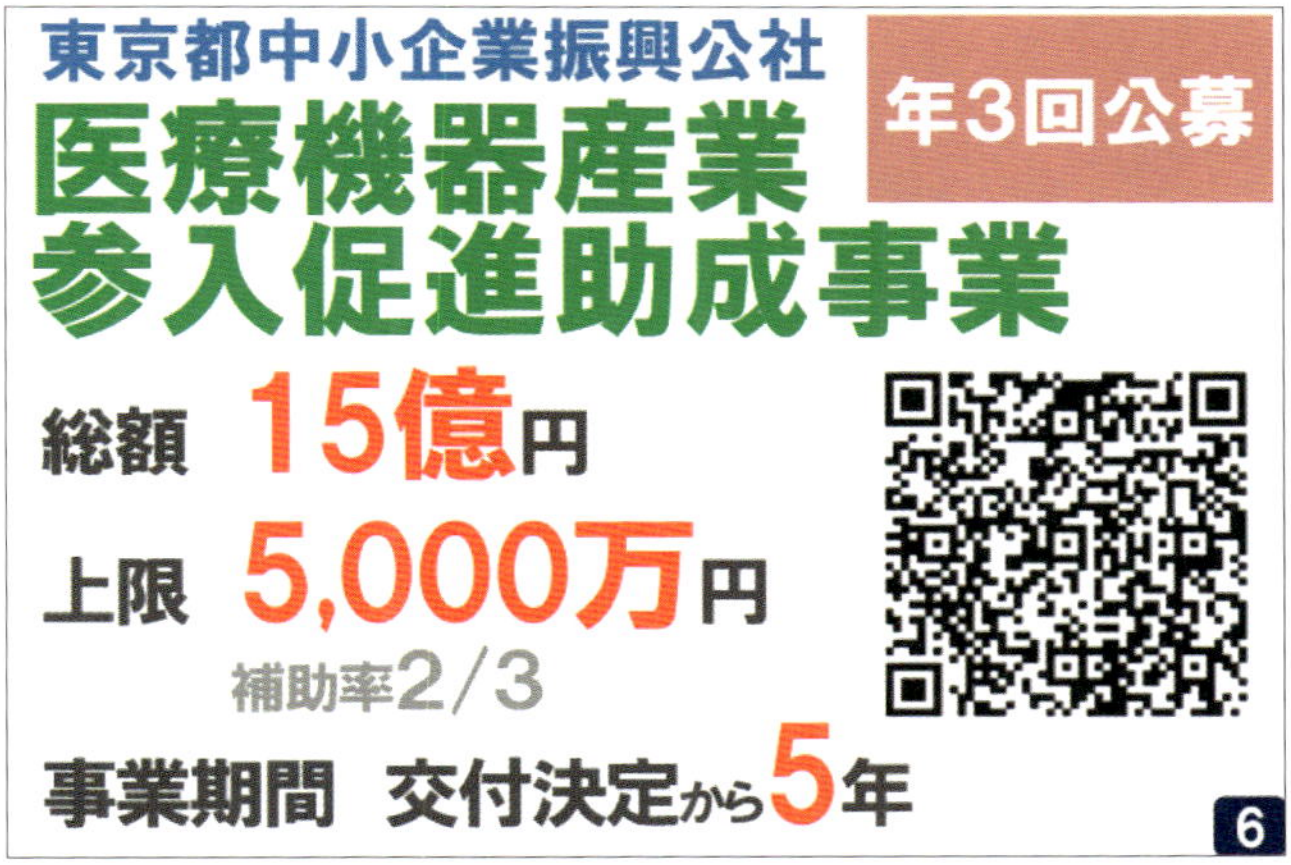
東京都中小企業振興公社
年3回公募
医療機器産業
参入促進助成事業
総額 15億円
上限 5,000万円
補助率2/3
事業期間 交付決定から5年
6

図4　東京都の医療機器への助成金

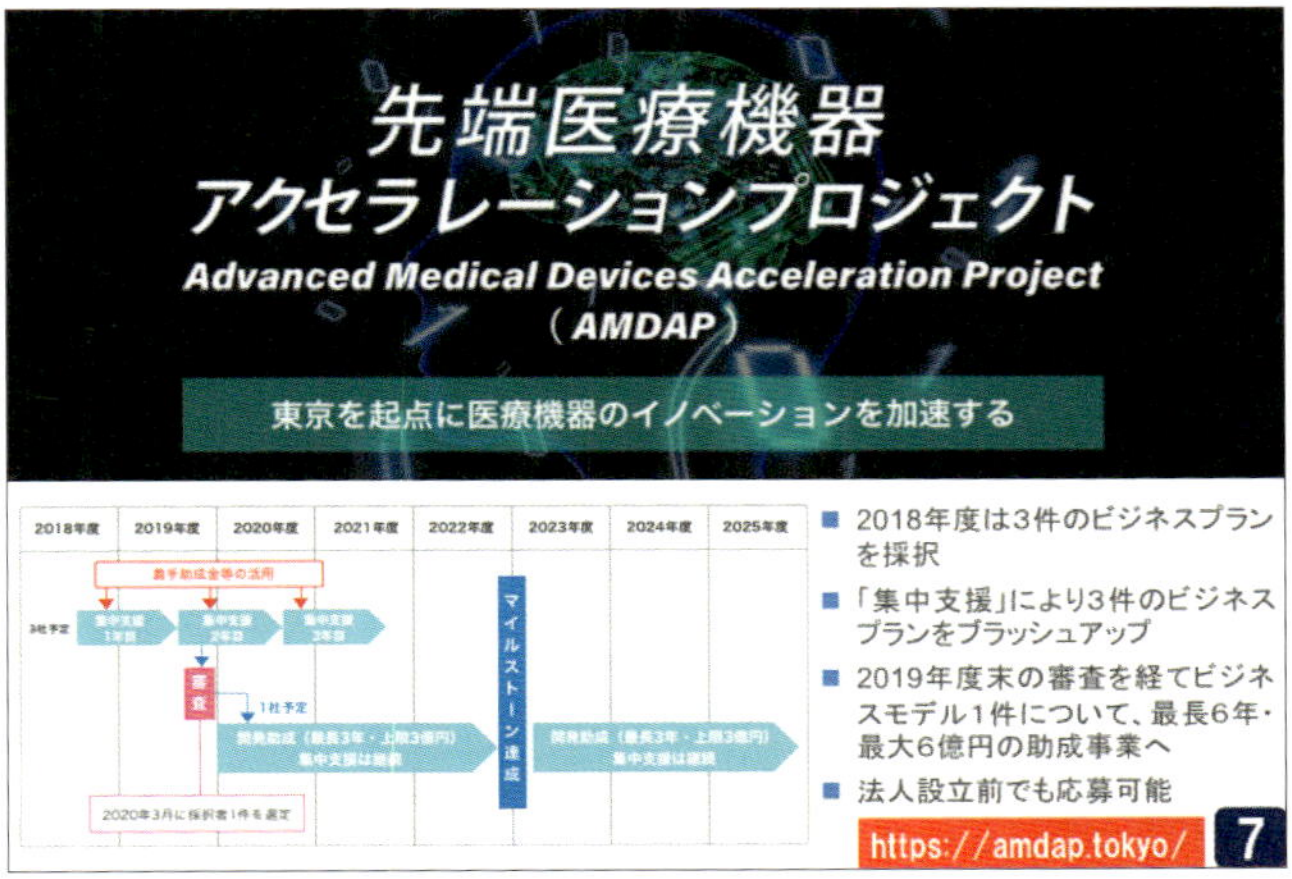

図5　東京都の事業AMDAP

また、助成金ではありませんが、臨床ニーズと製販企業とものづくり企業の出会いの場を提供して医療機器の製品化を支援するようなマッチング会というものが全国で多数開催されています。私もそうしたマッチングイベントに多く関わり、参画しています。ぜひマッチング会にも参加していただければと思います。

臨床現場の「ちえ」をいかす

産業界は、医工連携をさらに活性化させたいと強く希望し期待しています。そのためには、臨床現場からのニーズ提供が持続していくこと、そしてそれが拡大していくことが必須です。そのためには、医療機関・医療者への経済的なインセンティブも必要です。

「これが問題だ」、「これができないんだ」という医療者からの指摘やニーズ提供がきっかけとなって医療機器の開発、改良が始まり、売上につながるということは少なくないでしょう。すでに自分の意見が開発や改良に繋栄されたという経験をされた方も多数いらっしゃるのではないかと思います。これはつまり臨床現場の知恵です。それは売上につながるだけの価値があると考えられる。ですから、臨床現場のその知恵の価値を正当に経済評価して、その対価を支払うという考えが十分に成り立つのです。医工連携では、そのようにニーズは知恵であり知財であるということをお互いが意識しながら、マッチングを進めていくことが重要です。

臨床ニーズの知的財産の考え方

ここで、臨床ニーズの知的財産的価値はどうやって確認すればいいのかということを考えてみたいと思います。臨床ニーズ（情報）は、背景、問題点、課題、解決策に分けてみることができます（図6）。臨床ニーズには大体この4種類の情報が入っていると考えられるからです。まず一番下のところに「背景」ということで、「こんな医療があります」といった情報があります。そして次に「この医療にはこんな問題があるんだ」という「問題点」。それから、「その問題はこんな課題として捉え直すことができます」という「課題」。そして、「この課題はこのような手段、方法で解決することができます」という「解決策」です。

まずは医療者のみなさんがお持ちの臨床ニーズ（情報）をこの4種類の情報に分解してみてください。そして、その情報に新しさがあるかを検討してください。新しさ、つまりそこに知的財産的価値が含まれるかどうかをまず考えるわけです。知的財産的な価値は、「解決策」が最も高くなります。

マッチングの時に開示する情報としない情報

知的財産的価値を含む情報は秘密保持契約（NDA）を締結するまでは開示しないということが非常に重要です。しかし、情報を隠してばかりだと医工連携でマッチングできません。ですから、知的財産的価値は守りつつ、公開可能であり、かつ、マッチ

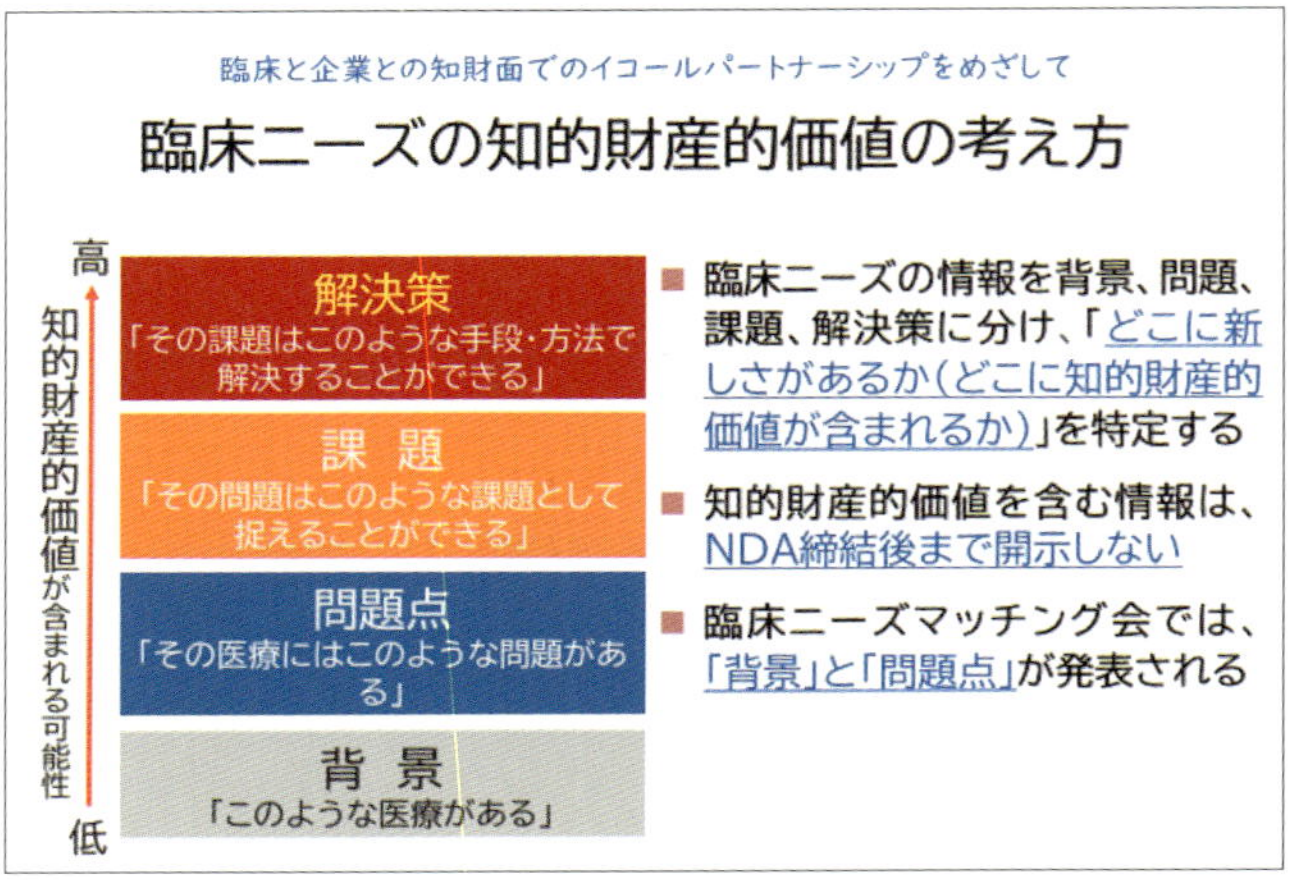

図6 臨床ニーズの知的財産の考え方

ングを促進するような情報は、むしろ積極的に付与して開示をしていただきたい。つまり、守るところは守る。そして、マッチングの確度を高めるために、攻めるところは攻める。守りと攻めの両面で対策していくことが重要です。

では、どんな情報を開示するのかというと、まず医療機関の名称、診療科の名称、医療者の職種ですね。そして開発するデバイスの種類、例えば「鉗子」という2文字、あるいは「クリップ」という4文字。デバイスの種類についてはこのくらいでもいいのです。そして、デバイス開発の背景ということで、現在の医療とその問題点ぐらいまでの情報を開示していただきます（図7）。開発アイデアや具体的な解決策など、知的財産的価値を含む情報は記載

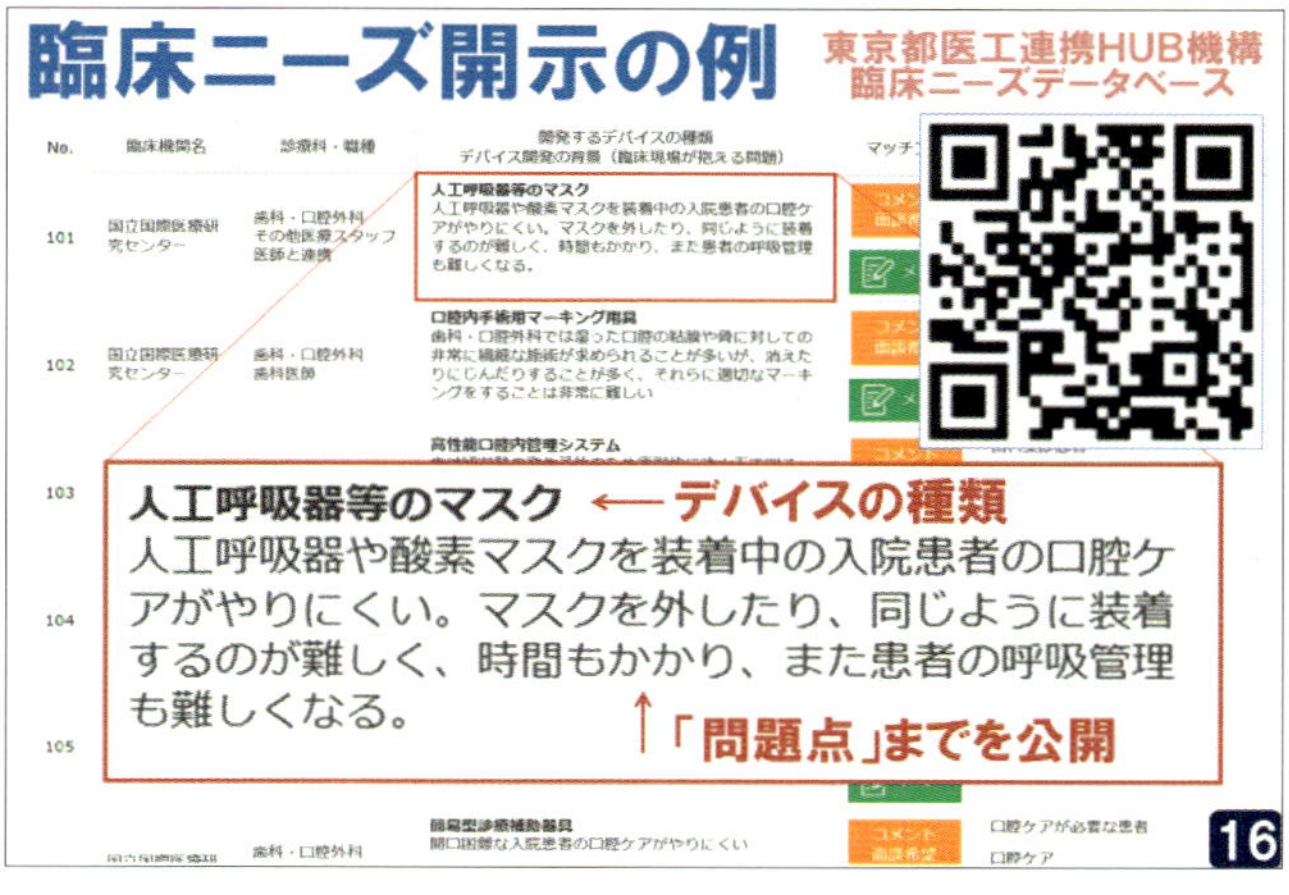
臨床ニーズ開示の例
東京都医工連携HUB機構
臨床ニーズデータベース
人工呼吸器等のマスク ←デバイスの種類
人工呼吸器や酸素マスクを装着中の入院患者の口腔ケアがやりにくい。マスクを外したり、同じように装着するのが難しく、時間もかかり、また患者の呼吸管理も難しくなる。
↑「問題点」までを公開
16

図7　臨床ニーズ開示の例

しない、開示しないということ。

また、デバイスを使用する疾患名や症例、その患者数、それから手術・処置件数、診断の内容とその実施件数、診療報酬点数を伝えます。このあたりは、マーケットの規模を推察するような情報になるわけです。

そして、知財的な意味での核心には触れないけれど、「もし、これができたらどれだけ医療が変わるのか、どれだけ患者が喜ぶのか」というインパクトについて書いていただきます。こうした公開可能、かつマッチングを促進するような情報は、積極的に開示して攻めのマッチングを進めていただくことが大切です。

東京都医工連携HUB機構の取り組み

実際にどのように医療者のニーズが開示され、マッチングが行われているのかということで、東京都医工連携HUB機構の取り組みを紹介します。

図8は東京都医工連携HUB機構のウェブサイトです。ここの「ニーズ・シーズをみる」というところに、ニーズ・シーズのデータベースがあり、誰でも見ることがで

きる形で公開されています。ニーズやシーズの情報が公開可能な情報に限定されているという前提で、公開しているわけです。またここには製販企業のデータもあります。誰にでも見られるウェブサイトに置くことによって、マッチングを高めていこうという考えです。

具体的にはどんな情報が出ているかというと、例えば「人工呼吸器等のマスク」というデバイスの種類が書かれています。そして、人工呼吸器や酸素マスクを装着したり、入院患者の口腔ケアがやりにくい（マスクを外したり、同じように装着するのが難しく、時間もかかる、患者の呼吸管理も難しくなる）という問題点までが書かれています。

東京都医工連携ＨＵＢ機構のデータベースには、

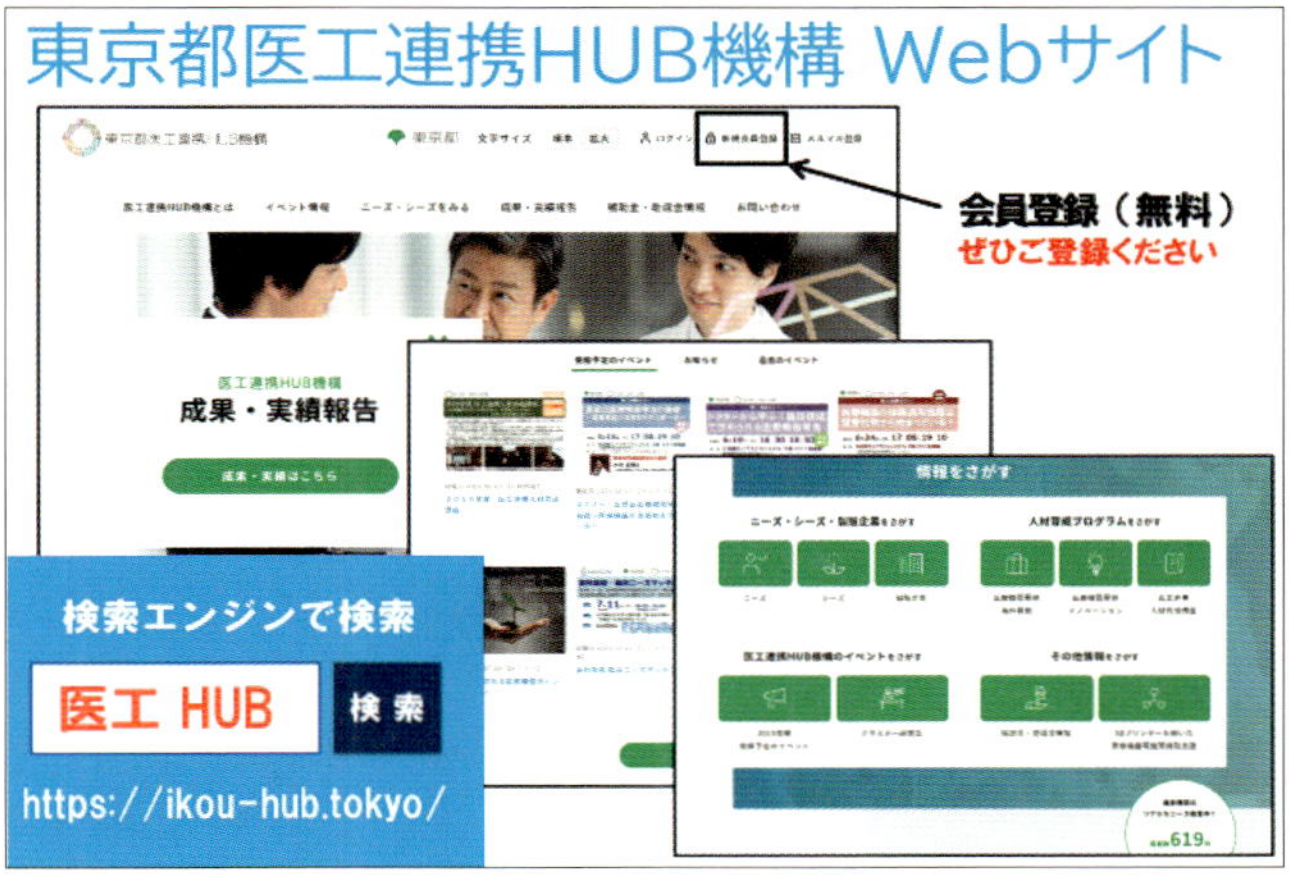

図8　東京都医工連携HUB機構のウェブサイト

このようなニーズ情報が６００件以上掲載されています。ニーズデータベースをご覧いただきますと、「あぁ、なるほど。こういう情報を開示すればいいのか」ということがわかります。ぜひ、参考にしていただけたらと思います。

まとめ

さて、「ものづくりとちえづくり」ということで、どうしても医工連携というのは「ものを作る・開発する」というところに目線が行きがちですが、医工連携は医療現場の知恵から始まるのです。現場の知恵をより一層強く意識していただくことで、医療者の方にはより意義のある医工連携に取り組んでいただけると思っています。

私自身が関わっている地域の医工連携の仕組みもたくさんありますので、こうした臨床ニーズマッチングに参加したいとか、企業と共同研究開発したいという要望がありましたら、その旨をぜひ教えてください。連絡先はkashino@kangaeru-gakkou.jpです。

4 AMEDからみた、医療機器分野を巡る知財戦略

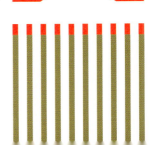

岩谷一臣（元国立研究開発法人日本医療研究開発機構知的財産部）

私からは3点お伝えします。1つは、まずそもそも医療研究になぜ知財が必要なのか。多くの医師は「なんで医者が知財のことを考えなきゃいけないんだ」とお考えになっていると思います。そこで、まずは医療研究における知財戦略の重要性についてお伝えしたいと思います。もう1つ、医療機器開発においては、医師をはじめ医療者一人ひとりのアイデアが主役だということ。それから最後に国立研究開発法人日本医療研究開発機構（AMED：エイメド）の知財戦略の支援体制などについてご紹介したいと思います。

「患者に医療を届けるために」論文発表だけでは実用化できない

まず、アカデミアにおける医療研究の目的ですが、これは研究者によって様々だと思います。サイエンスの進歩、新しい治療法の開発、研究促進に貢献したいなどいろいろあるでしょう。ただ突き詰めて考えれば、やはり「患者により良い医療を届けたいんだ」という思い、それが根底にあるのではないでしょうか。

新しい医療機器など研究の成果を患者に届ける、実用化するに当たっては、薬事承認を通す必要があります。そして薬事承認を通すには企業の存在が欠かせません。よく、こういうことをおっしゃる先生がいらっしゃいます。「論文を発表しておけば、誰かがそれを実用化してくれるんじゃないの」、あるいは「私の仕事はシーズをつくる研究までだから」と。ところが、このように論文発表しておけばあとは誰かがそれを実用化してくれるだろうと待っていても、誰も実用化してくれません。なぜでしょうか。それは論文等で発表した内容は特許を取ることができないからです。

医療分野というのは非常に特殊な分野で、1件のコアの特許がないとほとんど研究成果を実用化できないのです。例えば、スマートフォンは何件くらいの特許で製品が守られているかご存じでしょうか。1件か10件か100件か。実は万単位、3万件ぐらいの特許で製品が守られていると言われます。多くの製品はそれぐらいの数の特許で守られているのです。しかし、医薬品の場合とにかく1件の物質特許が重要ですし、医療機器ではコア特許を中心に10件か、大きなものであればあるいは100件ぐらいの特許で十分でしょう。医薬品や医療機器は、自動車やスマートフォンに比べれば、必要な特許はごく小数です。

そのため、医薬品や医療機器など医療分野の製品は、1件の特許の作り込みに失敗したら実用化できない可能性が高いということです。どんなにいいシーズであっても、その1件の特許が成立しなかったら、企業はそれ以上そこに投資することができなくなるのです。その点をご理解いただきたい。ですから、論文を発表しておけば誰かが実用化してくれるという考えはひとまず捨てて、企業と早いタイミングでパートナーシップを結び、先生がご自身で特許を取るも良し、企業と共同で特許を取るも良し、いずれにしても実用化に必要な特許を確保することが医療分野におけるアイデアの実用化には重要です。

研究成果を多くの人に

プラットフォーム的なシーズに多いと思うのですが、研究成果を広く使ってもらいたいという思いで医療研究をしている方が大勢いらっしゃいます。プラットフォーム的なシーズですから、研究成果を1者に独占させるのは良くないということで、特許を取らずに論文発表するとします。その結果、どうなるでしょうか。例えば第三者の某企業所属のAさんが「この先生の発表内容は本当に素晴らしい」ということで、「この研究を応用して製品化しよう」というふうに考えます。そして、その応用研究の過程で、Aさんが関連特許を取ります。これはごく当然の企業活動ですので、別に悪いことでも何でもありません。そしてその後に、同じ論文を見たBさんがやはり「先生の研究成果は素晴らしかったから使ってみよう」と考える。しかし、すでにAさんがその関連特許を取ってしまったら、元の先生の研究成果を自由に実施することができなくなる可能性があります。せっかく先生がみんなに使ってもらいたいから、あえて特許化しないで論文発表したのに、そのために逆にAさんが事実上その技術を独占してしまってみんなが使えなくなるという非常に皮肉な結果になるわけです。ですから、そういう研究成果もきちんと特許を取っておくことが大切です。

つまり、このような場合は、ハブとなる特許をきちんと取り、非独占的な、多くの人にライセンスをしていくような使い方が重要になってくるのではないかと思います。iPS細胞の特許がまさにこの戦略を採っており、1者の独占を防御できています。ハブとなる特許を取って、多くの人にライセンスをしていって、みんなで共存できるようなエコシステムを組んでいく。こういう取り組みが重要です。

エコシステムというと、自然発生するようなイメージがあるかもしれません。「技術を公開しておけば、そこにいろんな人が参入してきて、みんながどんどんそれを使っていって拡がっていく」という感じですね。しかし、そんなことは決してありません。きちんとエコシステムを目指して設計していかないとエコシステムは出来上がりません。また、ハブになる特許がないと全体のエコシステムがうまく構築されない可能性があります。ですから、「誰かが実用化するだろう。技術さえ発表しとけばいいんだ」という考えでは、その技術・成果は、逆に1者に独占されてしまったり、患者のところまで届かずに終わってしまったりする可能性が非常に高まってしまうと思います。

日米のアカデミアシーズの実用化比較

ここで、アカデミアやベンチャーシーズ由来の新医薬品の承認件数がどれくらいあるのかを見てみましょう。図1は、1998年から2007年のアカデミアやベンチャーシーズ由来の新医薬品の承認件数を日米などで比較したものです。棒グラフの一番左がアメリカですが、アメリカでは承認された新薬の6割ぐらいがベンチャーあるいはアカデミアシーズ由来のものです。ところが、その右隣の日本はご覧のとおり、ベンチャーやアカデミアシーズ由来の新薬というのは非常に少ない。結果として、アメリカではどんどん新薬が生まれてくる。ブロックバスター的なものから希少疾病用的なもの、あるいはいわゆるゲノムなどの新しい技術によるニューモダリティ的なものまで、さまざまな新薬がどんどん出てきている。その背景にはこのようにアカデミアシーズがきちんとトランスファーされているということがあると言えます。

では、なぜ日本はアカデミアシーズがトランスファーされないのでしょうか。これについて、理由はいろいろあると思います。企業がだらしないからだとか、日本の企業は意思決定が遅いからだとか……。企業のせいにするのは簡単ですが、先ほど言ったように、もしアカデミア側が、誰かが実用化するだろうという考えで特許出願前に先に公表してしまい、結果、きちんと必要な特許が取れないがために実用化できてないのだとすれば、これは非常に大きな損失です。誰が損失を受けて

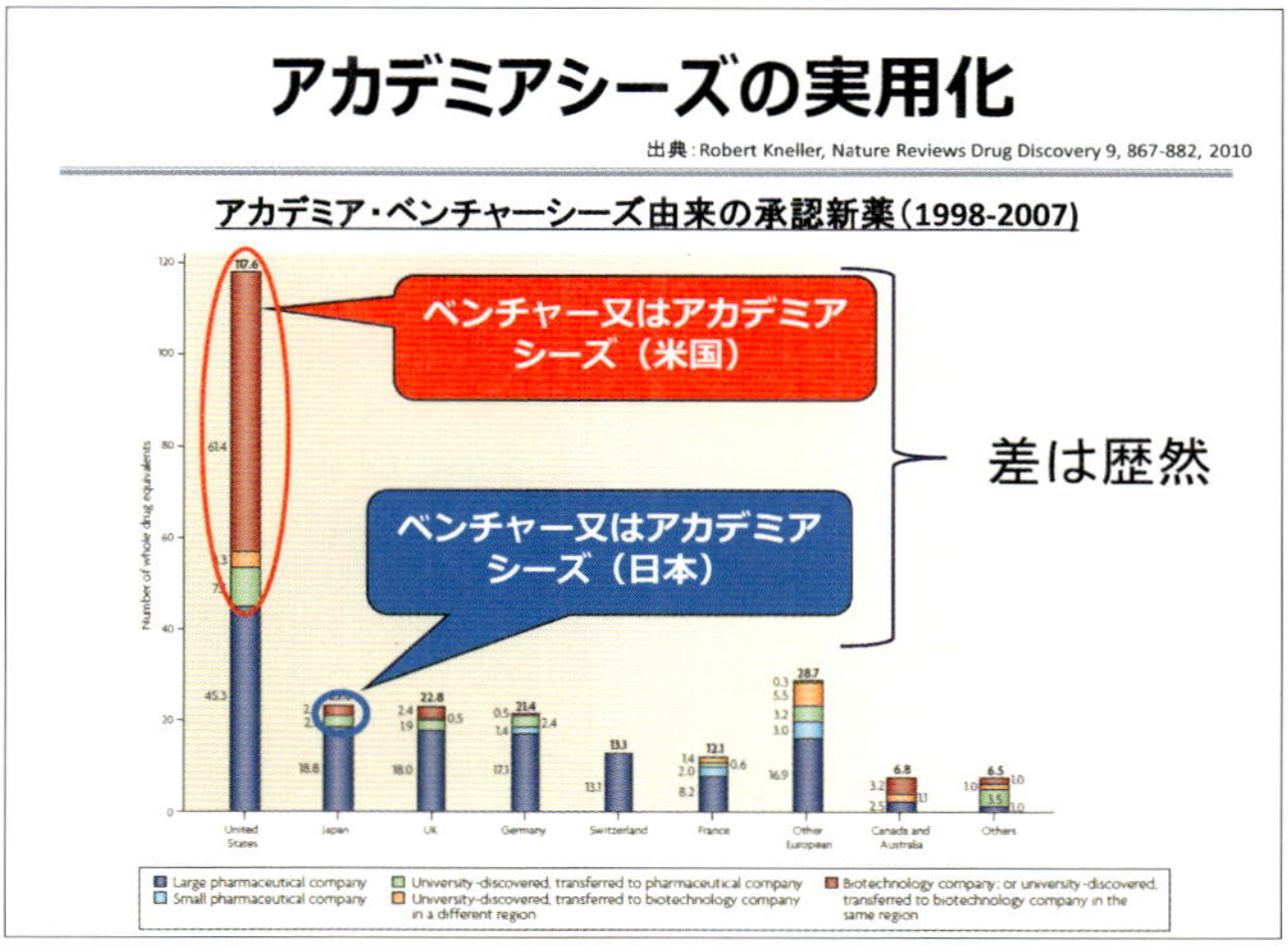

図１　ベンチャー又はアカデミアシーズ由来の承認新薬

いるのかといえば、それは日本の患者さんです。ですから、日本の患者に医療を届けるということを目的とするのであれば、やはりこの辺を考えていかなければならないわけです。

図2は、ＡＭＥＤが調べたアカデミア由来の希少疾病用医薬品（オーファンドラッグ）の承認件数とその割合です。真ん中がアメリカ、左が日本、右が欧州です。オーファンドラッグですら日本はアカデミアの部分が少ないという結果になっています。希少疾病の領域はアカデミアへの期待大のところですから、こういうところのシーズがきちんと実用化されるためにも、やはりアカデミアのシーズを実用化する戦略は必要です。

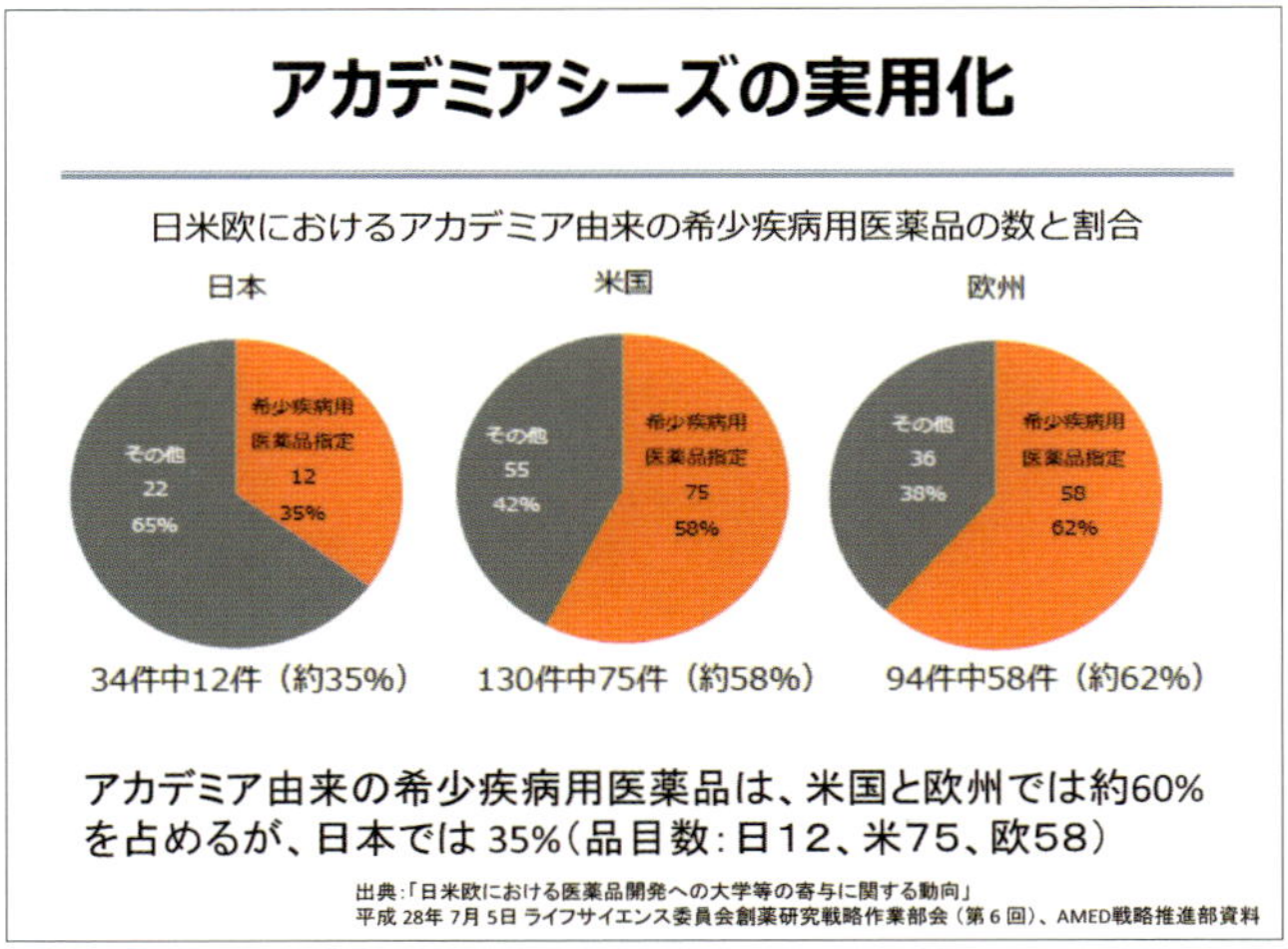

図2　日米欧のアカデミア由来の希少疾病用医薬品

医療研究の目的を忘れずに

知財戦略というものは、人によって様々です。ですから、市場独占したければ、独占するという使い方もできます。一方、そうではなく、社会還元のため、広い普及のためという知財戦略もあります。知財戦略というと何となく特許の取得など、それ自体が目的になってしまう人も多いのですが、そうではなく、医療者の一人ひとりがシーズについて、どうしたいのか、例えば薬にして患者に届けたい、あるいはプラットフォーム技術として多くの人に使ってもらいたい、あるいは医療機器として開発したいなど、それぞれの目的に応じて知財戦略を立てていく必要があります。

医療機器の開発と特許

ここからは、医療機器の開発と特許の関係について紹介します。図3は最初に言った話と同じです。医療機器について良いアイデアを思い付いた研究者がいて、公表すれば誰かがそのアイデアを実用化してくれるだろうと考え論文発表します。その後はどんな成り行きが考えられるでしょうか。図の真ん中に事業者がいますが、先ほどから説明しているとおり、事業者は「もうアイデア公表されているから、このあと事業に必要な特許取れないや」と判断して、開発を諦めるケースが1つ（図3の上段）。事業者が「このアイデアならもしかしたら自社で技術開発できるかもしれない」と考える場合もあります（図3の中段）。しかし、おそらく事業者任せの開発では、現場で使えるような製品・医療機器にならないと思います。それから、事業者が「この先生のアイデアは素晴らしい。すぐに周辺特許などわが社で全部固めてしまえ」と対応する例も考えられます。この場合、おそらくアイデアを出した研究者は自分の考えが盗まれたと思う、そんな結果に終わります。いずれにして

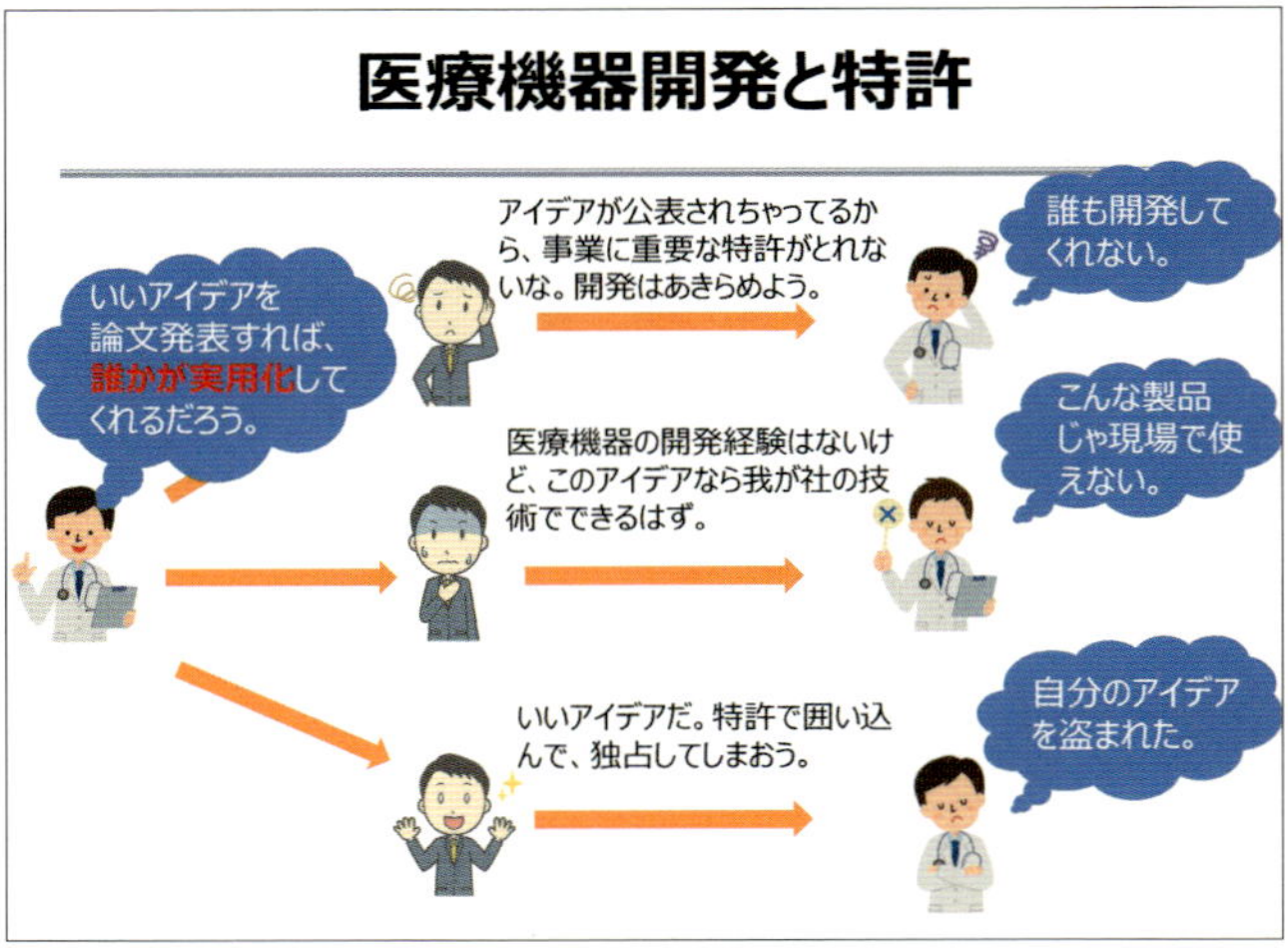

図3　医療機器開発と特許

もいいことがありません。

より良い医療機器を開発するために、私は3つのことが必要だと思います（図4）。まず何より重要なのは医療現場の「ニーズ」です。次に、それを解決する「アイデア」。そして、そのアイデアを具体化するための「技術」です。この三位一体が重要だと思います。ニーズを誰が提供できるのか。これは明白で、ほぼ現場の医療者の方しかいません。

ニーズの提供があり、それを医療機器メーカーあるいは製造販売会社が実用化して、それが新しい医療機器あるいは治療法として患者さんに還元される。そうすると、またそこに新しい課題が見出されて、次の開発につながっていく、このサイ

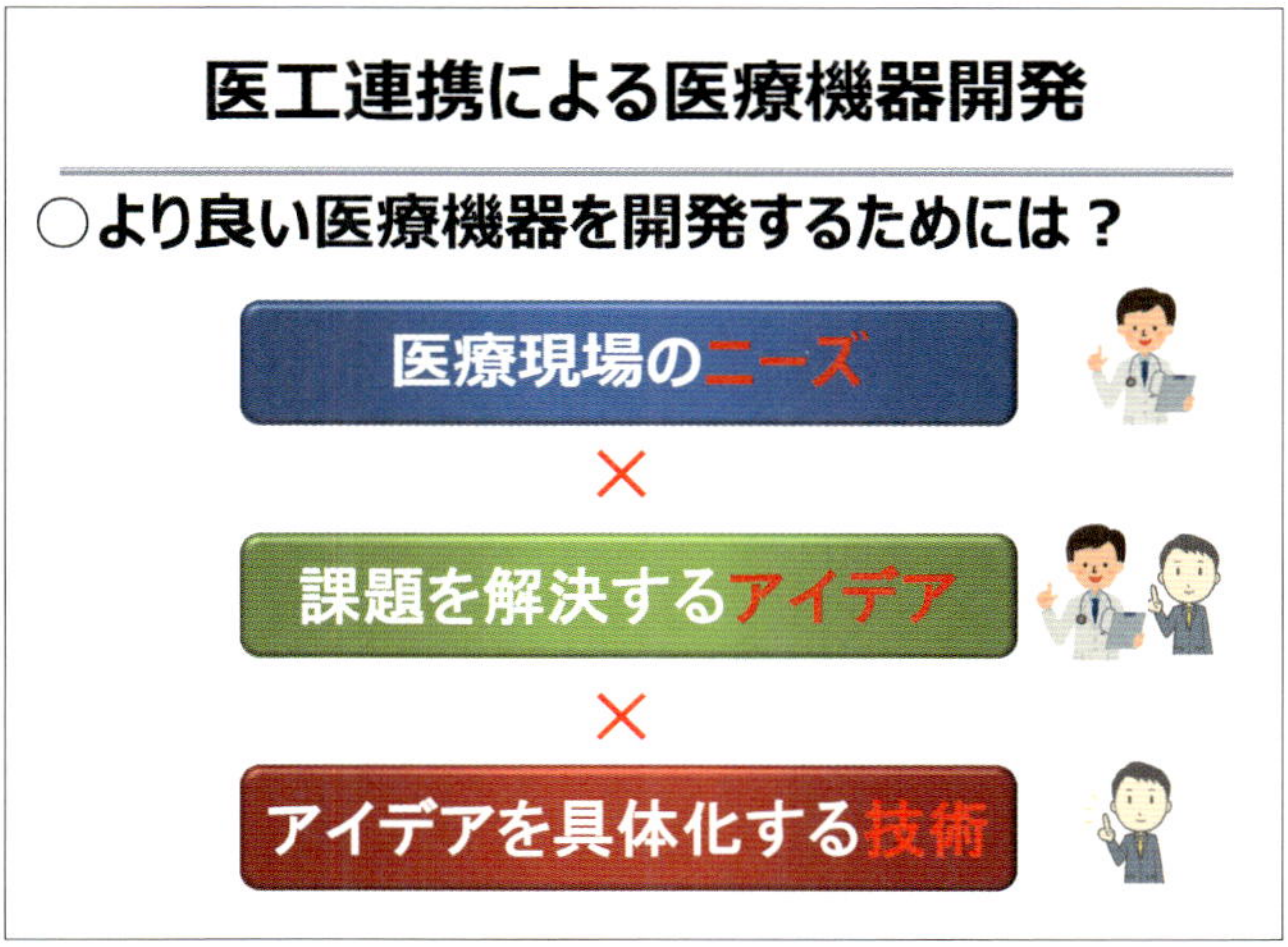
医工連携による医療機器開発
○より良い医療機器を開発するためには？
医療現場のニーズ
×
課題を解決するアイデア
×
アイデアを具体化する技術

図4　医工連携による医療機器開発

クルをうまく回すことで、よりよい医療機器や治療法の開発を続けていくことが可能になります。医療機器開発における知財戦略は、このサイクルを回すためのツールであると思います。

特許（知的財産）というと、何となく技術的にレベルが高くないと取れないのではないかと思っている方がますが、それは違います。特許が取れるか取れないかで一番重要なのは、そのアイデアなり具体化した手段なりが新しいかどうかです。技術水準が高いかどうかではありません。現場で課題に直面している医師のニーズが新しいものであれば、そこから生まれてくる解決手段も新しいものになります。知的財産は至るところにあります。医療現場には本当にたくさん特許の種が転がっていると思います。

例えば、胃カメラも、最初は東京大学のお医者さんの「胃の中を見るカメラを作ってほしい」という一言から始まりました。もちろん、この先生は胃カメラ開発に参画しました。今では胃カメラや内視鏡はごく普通のものとなっています。やはりこうした現場のニーズというのが最初にあってこその話です。

医療機器の特許出願の状況

医師等による医療機器の特許出願の状況を簡単に紹介します。２０１５～２０１７年に日本では医療機器全体で２２８０件の特許出願がありました（**図５**）。このうち内視鏡は１４３件の出願です。登録されたものには、形の工夫とか新しいアイデアのクリップとか、それから技術的に高度だと思われるいろんな制御装置を組み合わせたものなど様々ありました。しかし重要なのは、技術レベルが高いか低いかではなく、そこにきちんとしたニーズがあって、それを解決したものであるかどうかということです。

図６は世界の医療機器の特許出願数です。グラ

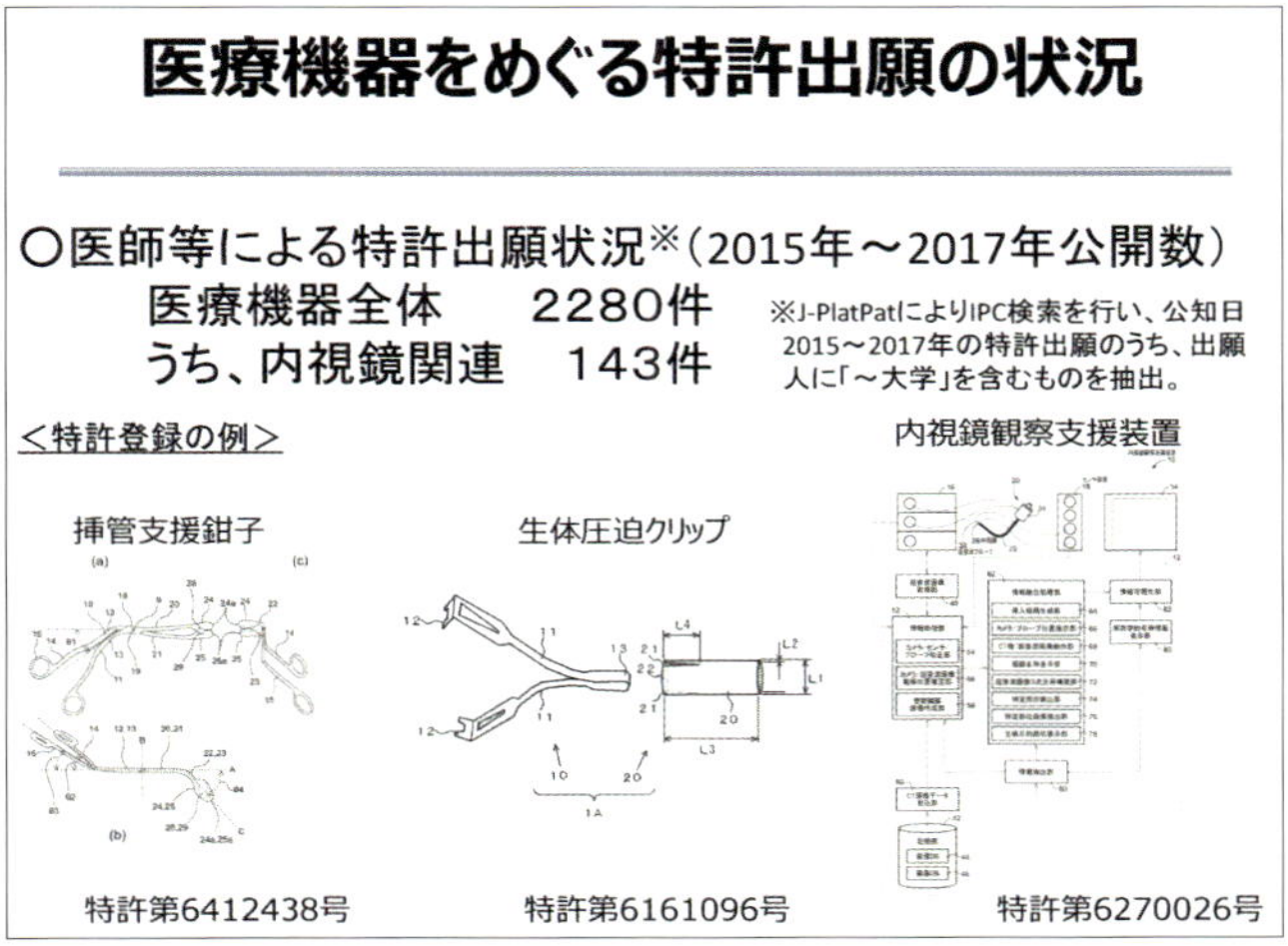
医療機器をめぐる特許出願の状況
○医師等による特許出願状況※（2015年～2017年公開数）
医療機器全体　2280件
うち、内視鏡関連　143件
※J-PlatPatによりIPC検索を行い、公知日2015～2017年の特許出願のうち、出願人に「～大学」を含むものを抽出。
<特許登録の例>
挿管支援鉗子
生体圧迫クリップ
内視鏡観察支援装置
特許第6412438号
特許第6161096号
特許第6270026号

図５　医療機器の特許出願の状況（2015～2017、日本）

フの茶色い線（２０１７年では下から４番目）が内視鏡ですが、世界全体では大体７０００件ぐらい出ています。これだけの数の特許が出ているのです。特許は特別なものではないということがわかると思います。なお、この図における「件数」は、特許ファミリーの件数です。特許ファミリーとは、各国に行った同じ特許出願の組のことで、例えば、同じ特許出願が日本、米国、欧州にされた場合、３件ではなく１件とカウントするということです。

特許は、身近なものからノーベル賞を支えているようなものまであります。がん免疫治療薬「オプジーボ」の開発につながる新しいメカニズムを発見した本庶佑博士（２０１８年、ノーベル医学

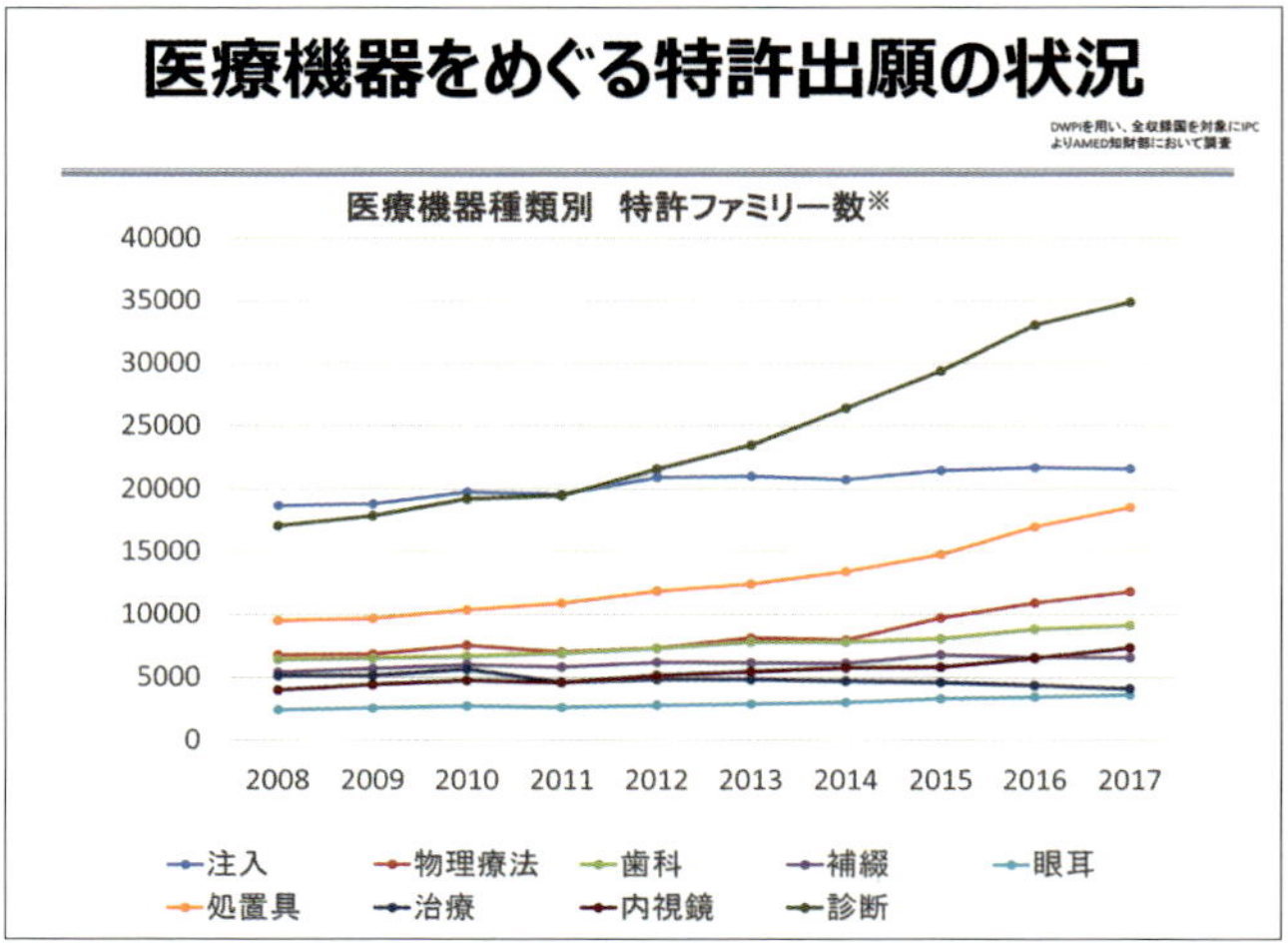

図６　医療機器の特許出願数の推移（2008～2017、世界）

生理学賞を受賞）は、当初その仕組みを応用して薬を作りたいと考えたものの、実用化はなかなかハードルが高く簡単にはいかなかったとのことです。しかし、小野薬品工業が実用化からの撤退を検討している間に特許が公表され、これを見た米国のベンチャー企業メダレックス社が小野薬品工業と一緒にタッグを組むことになり、薬の開発が始まりました。この特許がなかったら、果たしてどうなっていたか。もちろん特許がなくてもいずれは実用化されたかもしれませんが、そのタイミングは恐らくずっと後になったのではないかと思います。

身近なものからノーベル賞を支えるような製品まで、特許はそこに存在しているのです。ちなみに本庶博士は知財戦略をかなり緻密に組んでいたようで、基礎研究の段階からきちんと特許を取っていて、そのあと薬事ごとのタイミングで必要な特許を押さえていました。

ＡＭＥＤの知財戦略の支援体制

最後に、ＡＭＥＤの知的財産部として、知財戦略の支援体制を少し紹介します。知財戦略と言っていますが、ここまでご紹介してきたとおり特許を取ることが知財戦略ではありません。知財は目的ではなくツールです。何をしたいのか、それが知財戦略のアドバイスを行うための起点となります。そして、先生方からの相談は、これは早ければ早いほど支援のバリエーションが多くなります。よくあるのが「来月論文発表なんだけど、その前に特許出願しておいた方がいいですかね」といった相談です。そのタイミングで相談されると、もう特許を出すか出さないかのどちらかしかありません。2択となると、大学も当然あまりお金がないので、シーズの善し悪しにかかわらず、企業とパートナリングできていなければ特許出願できないという判断になってしまいます。

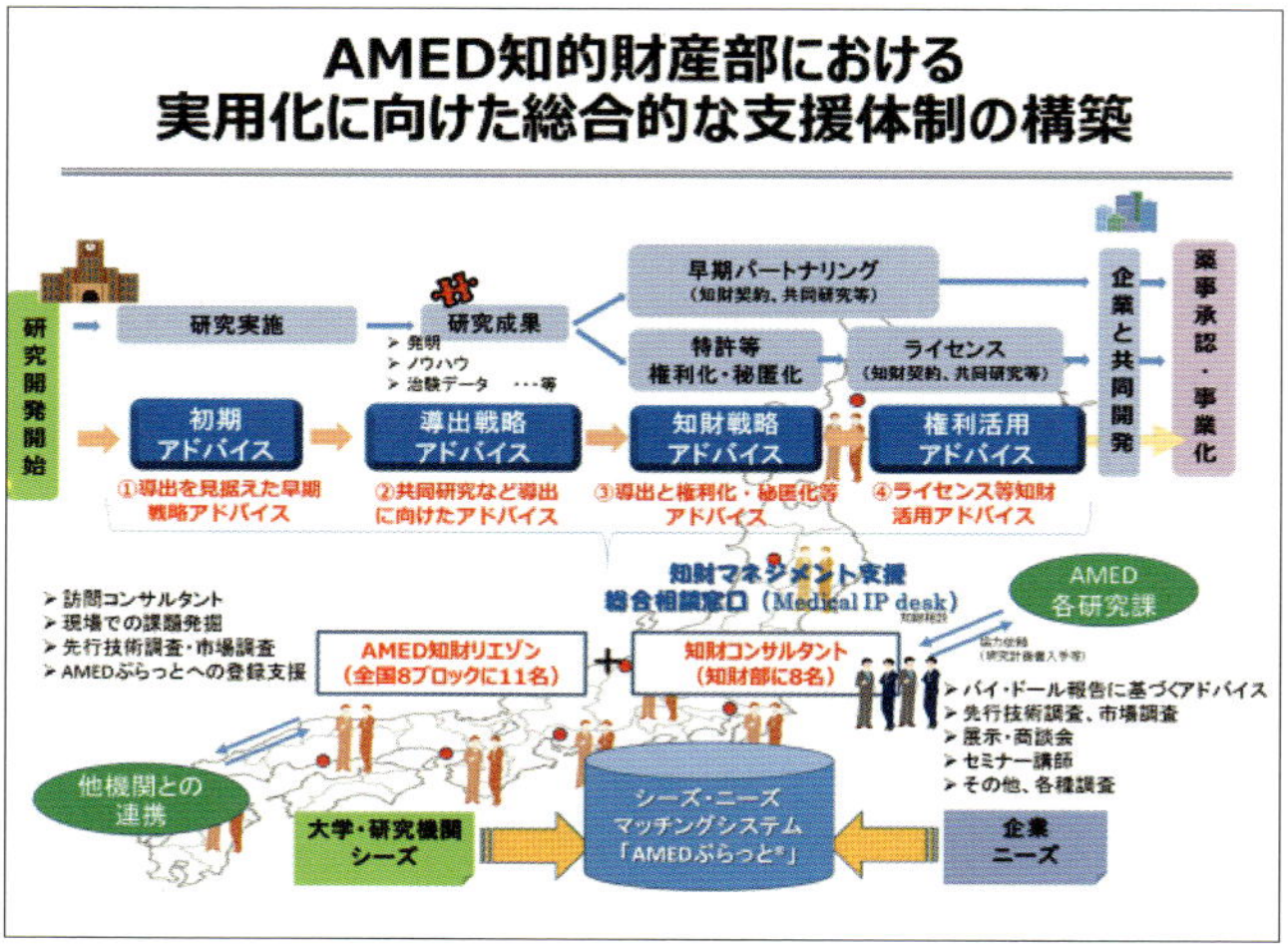

図7　AMEDの知財戦略支援体制

ですが、研究の計画を立て始めた当初に相談していただければ、「じゃあ〇〇年後にこんな特許を出して、これくらいのタイミングで企業とパートナリングの相談をしましょう」という、プロジェクト計画書といいますか、そのような形でアドバイスすることが可能となります。

何が言いたいかというと、研究開発における初期のアドバイスが非常に重要だということです。そのためにＡＭＥＤの知的財産部では、知財マネジメント相談窓口を置き、さらにそれとは別に知財リエゾンを全国に分散配置し、地方に迅速にハンズオンで支援できるように体制を組んでいます。

それから、２０１８年４月から会員制ウェブサイト型のマッチング支援システム「ＡＭＥＤぷらっと」を開設しました（無料）。今のところ医療機器は対象外で医薬品関係のみになっていますが、アカデミアのシーズを登録してもらって、企業にマッチングをかけていくというシステムです。だいたい普通のこういうマッチングシステムは公開情報をベースにしていますが、このシステムは非公開情報の取扱いもできるようにしています。

特許法の細部は知らなくて構わない

正直言って、医師はじめ医療者の方々が、細かい特許法の中身まで知る必要はありません。といいいますか、特許法の体系は非常に複雑ですから、全体を理解しようと思ってもなかなか難しいです。私は特許庁で審査官をずっとやっていましたが、200条以上ある特許法を全部理解している自信はありません。質問を受けると「特許法ってこんなところにこんな条文があったんだ」みたいなことがいまだにあるくらいです。ですから、医療者の方が中身をすべて承知している必要はありません。ただ、1点だけ知っておいてほしいのは、先ほど言ったとおり「早く相談する」こと、これに尽きます。相談先は、AMEDの知的財産部の知財リエゾンでも結構ですし、あるいは特許庁のINPIT（独立行政法人工業所有権情報・研修館）が行っている知財総合支援窓口でも結構です。先行技術調査に必要なツールの説明などもINPITでは行っていますので、ぜひ活用していただければと思います。

5 医療機器における知財紛争と交渉

山口裕司（大野総合法律事務所、弁護士）

はじめに

最近は、池井戸潤の小説『下町ロケット』のように、特許が小説やテレビドラマでも取り上げられるような時代です。『下町ロケット』第2作の「ガウディ計画」では、医療機器である人工心臓のバルブの設計情報がサヤマ製作所に流出したものの、結局、設計元の佃製作所が特許権を取得していたということで、サヤマ製作所に開発を依頼した日本クラインに対し製造中止を求めるというシーンが出てきます。

これは、特許権を行使するときの典型的な場面の一つです。特許権の使い方にはいろいろあって、契約の交渉をしてライセンスを与えるということもありますが、一番強い効力は「あなたのビジネスをすぐやめてください」と言える、差し止める権利です。ビジネスの存続に関わるという意味でも、特許権は強い効力を持っているといえます。これについては、後ほど実際の例を挙げて説明します。

『下町ロケット』では、漏れた設計図自体が特許だというような説明がされていますが、これは話をわかりやすくするために簡略化した説明です。実際には特許というのはアイデアを文章で記載したものであって、訴訟ではその文章で規定された特許権の範囲に相手方の製品が当てはまるかどうかを細かく見て、特許権が侵害されているかどうかが判断されることになります。

医療機器の分野の特許出願

医療関係の分野で特許権により保護される発明に当たるか否かは、国によって少し違いがあります。日本では、医療行為について特許を取ることはできませんが、「医療機器」や「医薬品」そのものや、「人間に由来するものを原料又は材料として医薬品又は医療機器を製造する方法」、「医療機器の作動方法」についても、「産業上利用することができる発明」に当たるとして、特許が取れるようになってきています。

特許庁技術懇話会が年数回発行している雑誌『特技懇』271号（2013年）15頁の伊藤幸仙「審査官から見た医療診断機器」（注1）によれば、内視鏡（テーマコード4C161）関係の特許出願は2012年に900件を超えており、非常に多くなっています。

注1 http://www.tokugikon.jp/gikonshi/271/271tokusyu2.pdf

また、特許庁の「平成26年度特許出願技術動向調査報告書（概要）内視鏡」（注2）によれば、1971年～2012年（出願年（優先権主張年））に日米欧はじめ中韓台伯露印アセアン諸国イスラエルに内視鏡の特許出願をした企業と個人の国籍別出願件数比率を見ると、日本国籍は3万9031件で、うち企業による出願が3万6561件（93・7％）、個人による出願が392件（1・0％）でした。日本国籍の出願は、企業出願が圧倒的に多い状況です。これに対してアメリカ国籍は

2万3682件のうち企業による出願が2万242件（85・5%）、個人による出願が1246件（5・3%）、中国籍は1137件のうち企業による出願が531件（46・7%）、個人による出願が243件（21・4%）です。内視鏡といっても、医師が個人で特許出願する場合が多いとは必ずしも言えないのですが、日本国籍の個人による出願は、比率にするときわめて少ないということがわかります。

注2 https://www.jpo.go.jp/resources/report/gidou-houkoku/tokkyo/document/index/26_1.pdf

特許権の取得と行使を巡る攻防

特許出願を行い、特許権が設定登録されるまでの取得の段階と、特許権を侵害していると疑われる他社との交渉を経て訴訟に至る行使の段階のプロセスを示したのが**図1**です。

特許出願の1年半後に出願公開されたり、あるいは登録されたりすることになりますが、そのときにそれぞれ公報が発行され、そこで特許に関する情報が公開されます。するると、他社はその公報を見て、こういう特許権が成立すると自分のビジネスに悪影響があると判断すると、その特許が認められないように、特許要件を満たしていないことを示す情報を特許庁に提供したり、特許庁が特許を認めるという判断に対して登録異議の申立てをしたり、無効審判を起こしたり、あるいは侵害訴訟の中で特許無効の主張をしたりすることがあります。成立する特許権がビジネスを妨害する効果が大きいと判断して、その特許を潰そうと動くわけです。

　次に、特許権行使の段階ですが、ここでは実際に取得できた特許権に基づいて他社と交渉したり、他社に

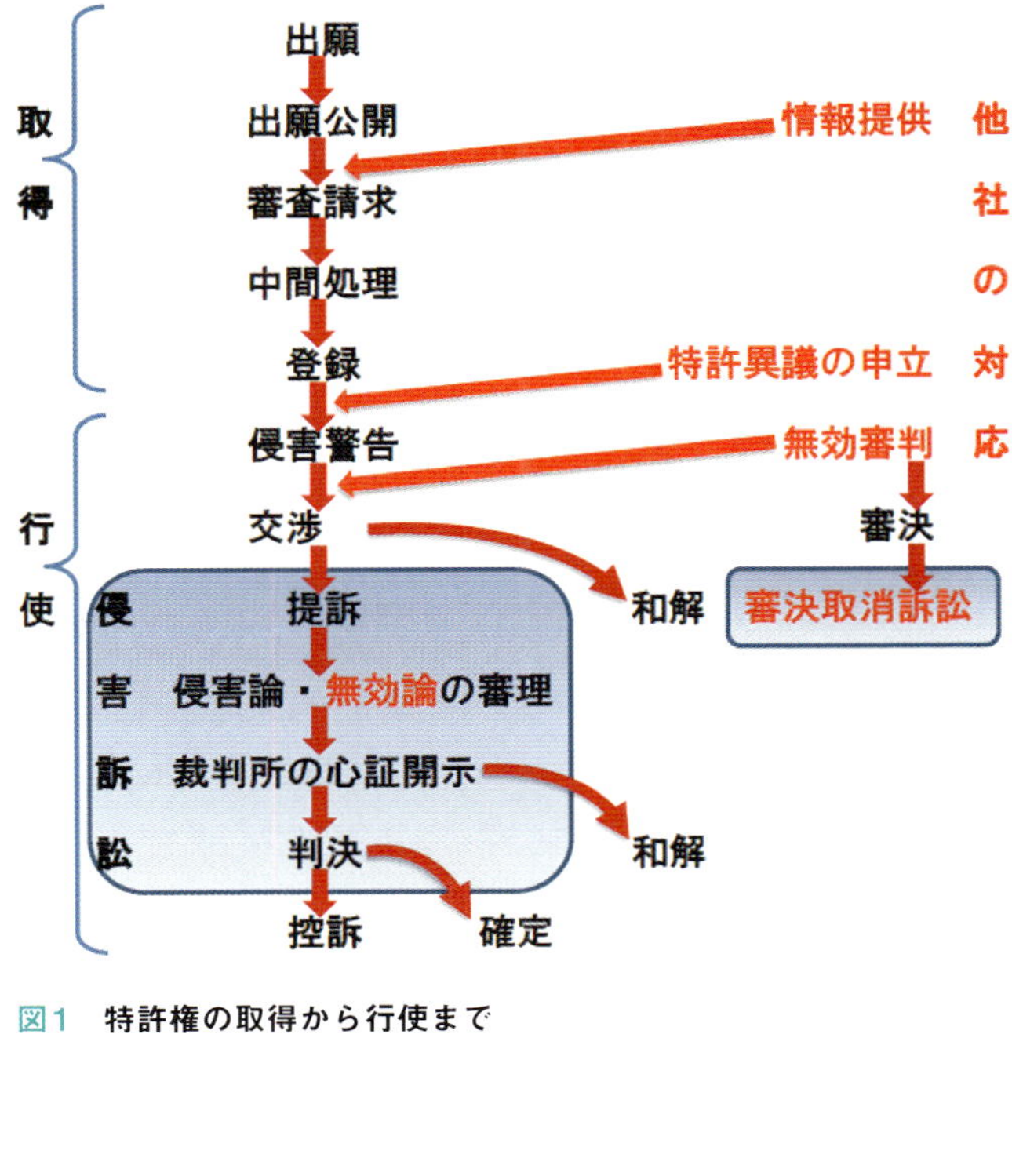

図1　特許権の取得から行使まで

対して訴訟を提起したりするといった対応があります。交渉では、他社に製造販売の中止要求をして、他社と中止の時期や損害賠償で折り合ったり、ライセンスを供与する前提で実施料などのライセンス条件を詰めたりして和解となる例が結構多くあります。交渉がまとまらずに特許権者が訴訟を提起しても、裁判所の審理がある程度進んだところで、裁判所としてはこの件については基本的にこういうふうに考えているという心証開示が行われ、和解を勧められて、裁判所の仲介により和解交渉へと進むこともあります。和解がまとまれば、判決は出されずに訴訟手続が終了します。判決が、権利侵害があるかどうかなどの決着をつける唯一の方法ではないということを、理解する必要があります。

日本では、特許権侵害訴訟でなかなか特許権者が勝てないと産業界あるいはマスコミなどでよく言われています。しかし、知的財産高等裁判所がウェブサイトに掲載している「特許権の侵害に関する訴訟における統計（東京地裁・大阪地裁，平成26～30年）」(注3)を見ると、日本では和解で終了した事件の中で、金銭の支払い条項などを含んでいる和解、すなわち勝訴的和解が結構多いのです。統計によると、東京地裁と大阪地裁における平成26年から30年までの465件の訴訟のうち、判決が出されたのが315件、和解となったのが150件でしたが、判決のうち請求認容の判決（勝訴判決）が81件（17%）、和解のうち金銭給付条項や差止給付条項を含む勝訴的和解が120件（27%）で、合わせて44%で特許権者に対して何らかの金銭を支払っているということになります。また、判決で1億円以上の損害賠償が認められたケースが14件、和解で1億円以上支払うことが約束されたケースが16件あるということも、統計からわかります。

注3 http://www.ip.courts.go.jp/vcms_lf/2019N_sintoukei_H26-30.pdf

医療機器に関する特許権侵害訴訟（1）

具体的な訴訟の事例で、何が争点になっているのかを3つの事件を例に簡単に紹介します。特許権は、アイデアを「特許請求の範囲」（請求項）に文章化して権利を取ります。「特許請求の範囲」に記載されているアイデアが、他社の製品をカバーしていれば、他社はその特許権を侵害しているということになります。特許公報には明細

特許第4122463号（医療用可視画像の生成方法）

【請求項1】

1－A　複数種の生体組織が含まれた被観察領域を放射線医療診断システムにより断層撮影して得られた，3次元空間上の各空間座標点に対応した画像データ値の分布に基づき，該画像データ値の値域を複数の小区間に分割し，該小区間毎に，該各小区間内の前記画像データ値に基づき，対応する前記空間座標点毎の色度および不透明度を設定し，この設定された前記空間座標点毎の前記色度および前記不透明度に基づき，前記被観察領域が2次元平面上に投影されてなる可視画像を生成する医療用可視画像の生成方法において，

1－B　前記2次元平面上の各平面座標点と視点とを結ぶ各視線上に位置する全ての前記空間座標点毎の前記色度および前記不透明度を該視線毎に互いに積算し，該積算値を該各視線上の前記平面座標点に反映させると共に，

1－C　前記小区間内に補間区間を設定し，該小区間において設定される前記色度および前記不透明度を，**該補間区間において**前記画像データ値の大きさに応じて**連続的に変化させる**ことを特徴とする医療用可視画像の生成方法。

図2　設定された小区間における色度と不透明度の設定手順の概要

A1, A2	小区間	E1, E2	CT値の分布（ヒストグラム）
B	補間区間	L	境界線
C1, C2	基準色度	d1, d2	対象区間の境界線からの距離
D1, D2	基準不透明度		

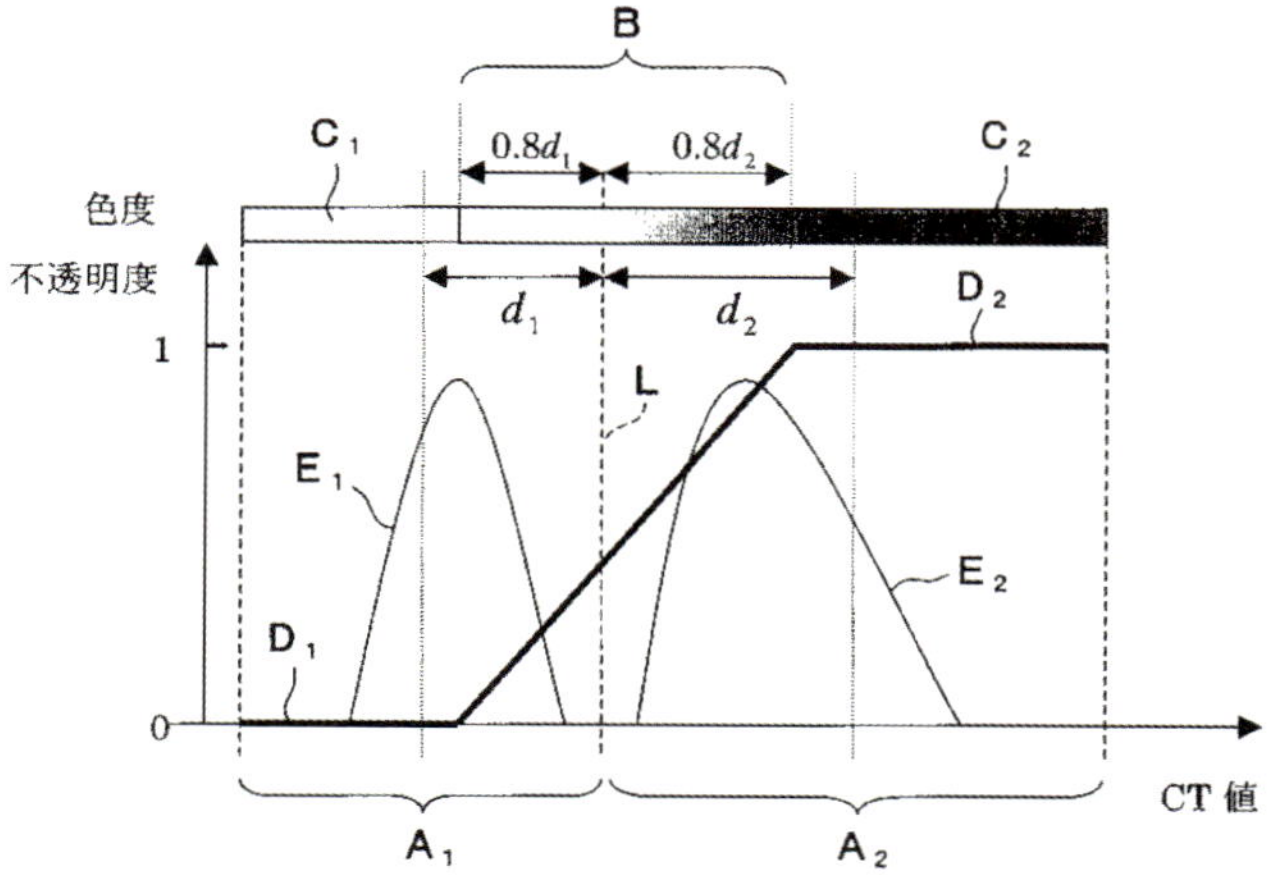

書や図面（図2参照）も載りますが、明細書の記載や図面は、特許請求の範囲に記載された用語の意義を解釈するために考慮されます。

医療用可視画像の生成方法についての特許権の侵害が争われた知財高裁平成24年9月26日判決では、全ての色度や透明度を積算しているという要件と、色度や透明度を補間区間において連続的に変化させているという要件を満たしているのかどうかが問題になりました。この判決は、「構成要件1－Bにおける『全ての空間座標点毎の色度および不透明度を互いに積算し』とは、視線上のボクセルデータのうち、積算処理から除くものが存在しないことを意味する」と解し、被告方法には、「計算打ち切り処理により、視線上のボクセルデータ中に、積算処理の対象とされないものが存在する」ことから、構成要件1－Bを文言上充足しないと判断し、また「数値が徐々に変化する状態となる区間（補間区間）は、色度及び不透明度につき共通のものである」と解して、被告方法では、「色混合が生じている区間とオパシティ値が徐々に変化している（オパシティラインが斜線状となっている）区間は一致せず、色又はオパシティ値のいずれか一方のみが変化する区間が生ずる」ことから、構成要件1－Cを充足しないと判断して、差止請求や４０００万円の損害賠償請求を棄却し、原告・控訴人を敗訴させました。

医療機器に関する特許権侵害訴訟（２）

蛍光電子内視鏡システムについての特許権の侵害が争われた東京地裁平成21年12月16日判決は、「本件発明の構成要件Ｆ『送信後３つのチャンネルの信号を再構成し』とは、ＣＣＤの３つのチャンネルの信号をすべて用いてモニター上に映像として再構成することをいい、また、そのような構成に限定されるものと認める」と述べた上で、

特許第3309276号（蛍光電子内視鏡システム）

【請求項1】

A　蛍光内視鏡検査において,

B　励起光（例えば，青）とそれ以外の光（例えば，緑と赤）を交互に組織に照射し,

C　組織から反射してきた光を感受する白黒CCDの前に励起光は通過させないがそれ以外の光をすべて通す濾過フィルターをおいて,

D　励起光（例えば，青）が組織に当たって蛍光（例えば，黄色）を発生させたタイミングで濾過フィルターを通過できた蛍光をCCDの３つあるチャンネル（赤，緑，青）の内１つのチャンネル（例えば，青）で受光し励起光から蛍光を取り出して,

E　励起光以外の光（例えば，緑と赤）の時はCCDの残りの２つのチャンネル（例えば，緑と赤）にて背景の映像を拾い,

F　送信後3つのチャンネルの信号を再構成しモニター上に蛍光の映像と背景の映像を融合させ，同時にかつ同じ画面で見るところを特徴とする

G　光診断装置

被告製品（図3参照）は、ＣＣＤの緑チャンネルで受光した反射光Ｇ２（緑画像信号Ｇ２－１、Ｇ２－２、…）がビデオシステムセンター内において不要な信号として排除され、背景の映像信号としてモニターに出力されていないことから、本件発明の構成要件Ｆを充足するものとは認められないと判断し、差止請求や1億円の損害賠償請求を棄却し、原告を敗訴させました。

　前述のように、訴訟が全て判決に至るわけではありません。ただ、訴訟の第一審では、争いがあって決着が付かず、判決が出て、敗訴した側が控訴するが、控訴審で和解が成立するという解決もよく見られます。このケースでは、控訴審で成立した和解について、その後に控訴人が無効及び取消を主張するという事態になったのですが、知財高裁平成27年11月26日判決は、「控訴人は、弁護士ないし弁理士である訴訟代理人の助力も受けながら、被告製品の構成も含め被告製品の充足性について十分に検討して主張し、また、本件和解に臨んだものと認められ、この点に鑑みれば、被告製品の構成及び本件和解の内容に関し、錯誤があったとは考え難い」と判断し、本件訴訟は、

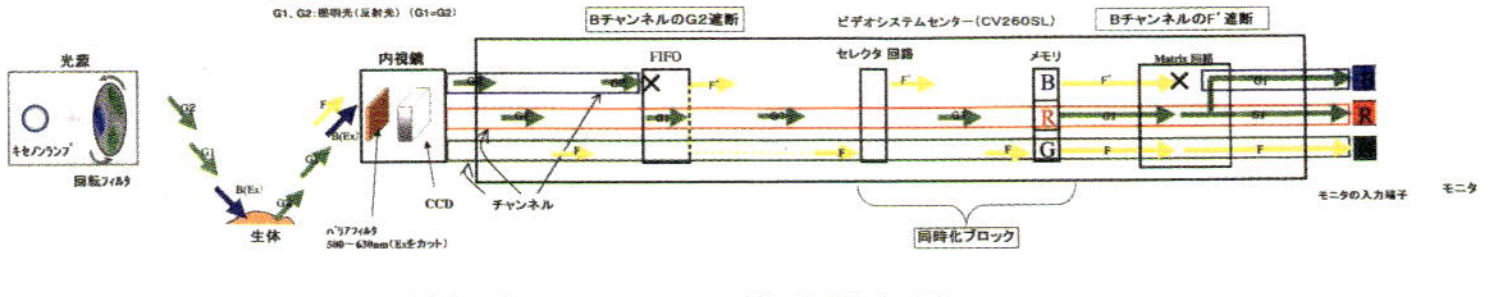

図3　被告の蛍光内視鏡観察システムの構成概念図

本件和解により終了した旨を宣言するという結論になりました。和解した後に、和解の効力を争うのはなかなか難しいという状況にあります。

医療機器に関する特許権侵害訴訟（3）

いわゆる鮒田式胃壁固定具についての特許権の侵害が争われた東京地裁平成23年6月10日判決では、ほぼ平行に設けられたという要件や、固定部材という要件を被告製品（**図4**参照）が満たしているかどうかが論点になりました。

この判決は、「構成要件Bの『ほぼ平行

特許第1907623号（医療用器具）

【請求項1】

A　縫合糸挿入用穿刺針と,

B　該縫合糸挿入用穿刺針より所定距離離間して, **ほぼ平行に設けられた**縫合糸把持用穿刺針と,

C　該縫合糸把持用穿刺針の内部に摺動可能に挿入されたスタイレットと,

D　前記縫合糸挿入用穿刺針および前記縫合糸把持用穿刺針の基端部が固定された**固定部材**とからなり,

E　前記スタイレットは, 先端に弾性材料により形成され, 前記縫合糸把持用穿刺針の内部に収納可能な環状部材を有しており,

F　さらに, 該環状部材は, 前記縫合糸把持用穿刺針の先端より突出させたとき, 前記縫合糸挿入用穿刺針の中心軸またはその延長線が, 該環状部材の内部を貫通するように該縫合糸挿入用穿刺針方向に延びる

G　ことを特徴とする医療用器具。

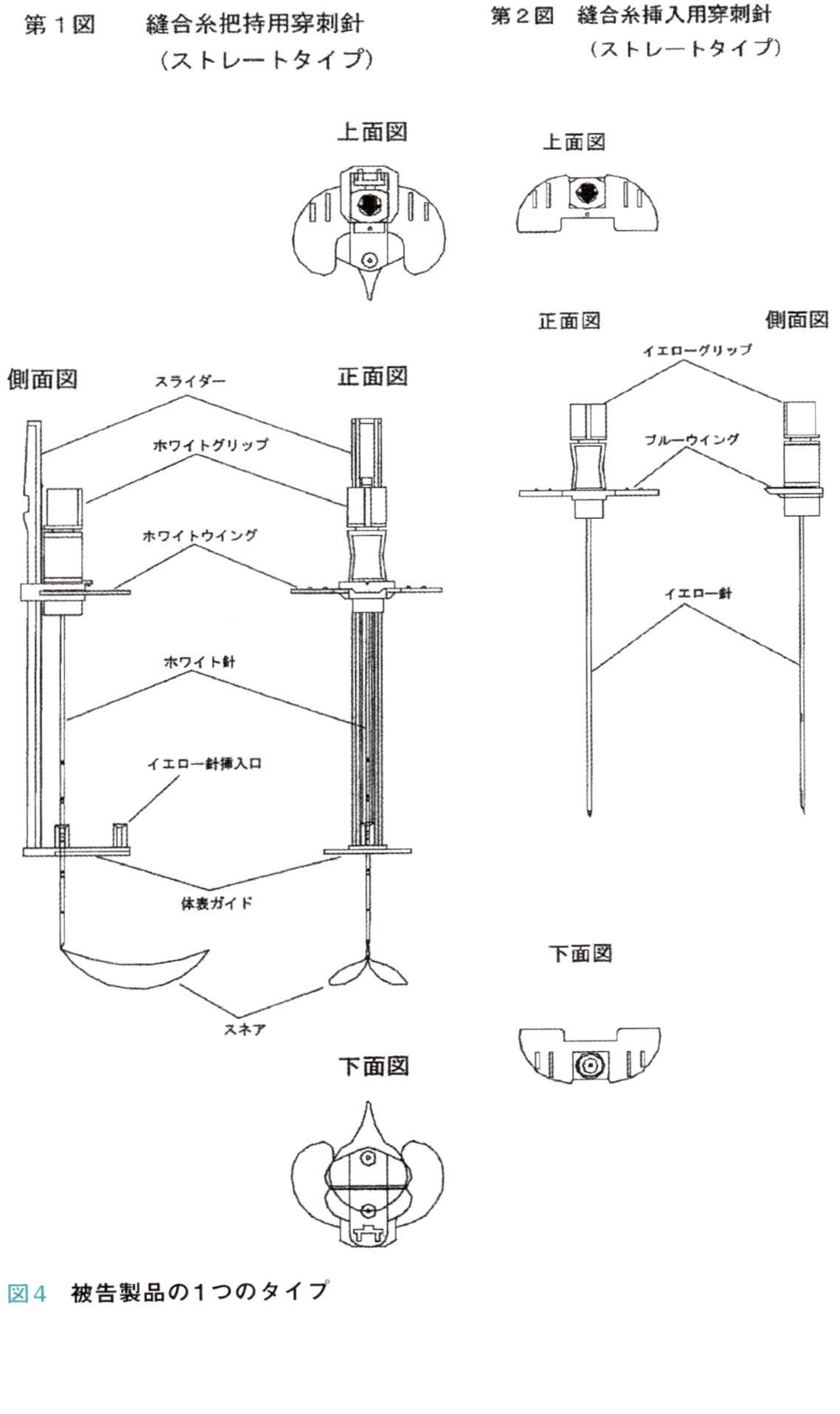

図4　被告製品の１つのタイプ

に設けられた』とは、縫合糸挿入用穿刺針と縫合糸把持用穿刺針との位置関係が、縫合糸挿入用穿刺針から挿入した縫合糸が縫合糸把持用穿刺針の先端から突出した環状部材の内部を貫通し得る程度に、『おおよそ平行な状態』に設けられていることを意味するものであって、厳密な意味での『平行』な位置関係とすることが求められるものではない」と解し、「一体化機構による係止状態にある被告製品の2本の穿刺針は、それが前腹壁と胃体部前壁との固定のための穿刺に使用される場合に想定される通常の使用態様の下において、終始『ほぼ平行』な位置関係が維持されるものといえる」と判断し、また「構成要件Dの『固定部材』とは、縫合糸挿入用穿刺針及び縫合糸把持用穿刺針をその基端部において固定する（動かないようにする）ことにより、両穿刺針の『ほぼ平行』な位置関係を実現する役割を果たす部材を意味する」と解し、「一体化機構による係止状態にある被告製品においては、一体化機構によって係止されたブルーウイング及びホワイトウイングが、イエロー針とホワイト針をその基端部において固定し、これによって両穿刺針の『ほぼ平行』な位置関係を実現する役割を果たしているものと認められる」と判断して、1億2532万1672円の損害賠償を認めました。

このように、日本でも、特許権者が負けている場合と勝っている場合といろいろなケースがあるのですが、「特許請求の範囲」が他社製品を広くカバーするように書かれているかどうかが、特許権侵害訴訟の結論に大きく影響します。

外国における特許権侵害訴訟の状況

プライスウォーターハウスクーパース社（ＰｗＣ）の２０１８年特許訴訟調査（Patent Litigation Study）（注４）によれば、アメリカの特許訴訟において医療機器の分野は、訴訟の件数も多く、認められる損害額も高い（バイオテック・医薬分野に次いで2番目）という特徴があります。また、勝訴率も4割に達し、トップクラスの高い勝訴率です。

注4 https://www.pwc.com/us/en/forensic-services/publications/assets/2018-pwc-patent-litigation-study.pdf

このため、有名な医薬機器のメーカー間で訴訟合戦になっているケースがあります。例えば、タイコ社（Tyco Healthcare Group LP）がエチコン社（Ethicon Endo-Surgery, Inc.）を訴えたケースでは、連邦巡回区控訴裁判所２０１４年12月４日判決が、地裁判決が有効と判断したタイコ社の特許も無効とし、１億７６５０万ドルの損害賠償を認めた地裁判決を破棄差戻ししました。

エチコン社がコヴィディエン社（Covidien, Inc.）を訴えたケースでは、連邦巡回区控訴裁判所２０１５年８月７日判決が、①エチコン社の４件の意匠特許を無効、②１件の特許を無効、③１件の特許を非侵害と判断した地裁判決を破棄差戻ししています。

最近は、アメリカのトランプ大統領のもとで、米中摩擦が激化し、中国が知的財産を盗用していると米国から批判されています。一方で、中国籍の企業が急激に特許出願を増やしている状況にあり、また中国における特許訴訟は、日本の件数をはるかに超えています。

ブルームバーグＢＮＡ社（Bloomberg BNA）の国際特許訴訟報告書２０１４

（Annual Global Patent Litigation Report 2014）（注5）によると、医療機器の分野で、日本では6件の訴訟のうち1件で特許権者が勝っているのに対して、中国では14件の訴訟のうち11件で特許権者が勝っているということです。このレポートでは、特許権者に有利な法廷地として、中国、ドイツ、アメリカが挙げられています。特許権者にとって有利でない国の代表例はイギリスですが、日本も特許権者の勝訴率が低い点で有利ではないと評価されています。特許権者は、どこの国で訴訟を起こすのが一番ライバルとの間でビジネス上の影響やインパクトがあるのかを考えながら、アップル対サムスン事件のように、複数の国で特許権侵害訴訟を展開するようになっています。

注5 http://globalpatentmetrics.com/wp-content/uploads/2014/04/GIPAnnualReport2014-Feb-2015.pdf

医師は医療機器の発展のために何ができるか

特許制度は、ごく一部の国を除きほとんどの国にある制度で、発明を保護するグローバルなルールとなっています。各国は、企業の投資を呼び込むために、知的財産権を行使しやすい環境を整備する方向で動いており、そうした動きは中国や新興国においてとりわけ顕著です。医療機器メーカーも、それぞれが特許制度や訴訟制度を活用しながらビジネスを行っており、特許を出願することで、開発や販売競争の主導権を握ろうとしているわけです。

本書は「ちえづくり」を推進しようという内容ですが、特許権を取得したら終わりというわけではありません。その後も、特許力を比較し合って交渉が行われたり、必要とあれば訴訟を提起して決着をつけたりするような「ちえくらべ」が行われているということも、頭に入れておく必要があります。

本章では、医療機器分野を中心に取り上げましたが、バイオテクノロジー分野の技術進展は著しく、例えばゲノム編集技術ＣＲＩＳＰＲ／Ｃａｓ９を巡って熾烈な特許権取得の競争が行われていますし、抗体医薬の分野において新薬メーカーの間で訴訟が展開されている例もあり、医療分野の知財紛争は、医師にとっても目が離せない活況を呈しています。メーカー間での合併や買収（Ｍ＆Ａ）なども活発ですが、メーカーあるいはNon-Practicing Entities（NPEs）とかPatent-Assertion Entities（PAEs）と呼ばれる特許権の行使を専門にする会社が、特許権のポートフォリオを充実させるために、特許権を売買することも、以前に比べると積極的に行われるようになっています。

内視鏡の分野では日本企業が非常に強みを有しているわけですが、そういう分野の強さも、中国企業などの台頭によっていつまでも安泰とは言えないだろうと思います。医療機器の開発や改善は、医療機器メーカーの中だけでのアイデア創出では十分ではなく、医師による日々の診療の実践の中から生まれるユーザーニーズとか、「こういう改良をしたらいいのに」というユーザーならではのアイデアが必要です。医師には知財ビジネスは関係ないと思われる方も多いかもしれませんが、医療機器のユーザーとして、ぜひ医療機器メーカーがやっている知財ビジネスにもっと関心を持っていただきたいと思います。願わくは、医療機器開発に共同研究のような形で加わっていただいて、ユーザーイノベーションの実現という形で、医師自身が知財ビジネスに関与していただけると、さらなるブレークスルーが期待できると思っています。

参考文献

（1）松任谷優子「ゲノム編集技術　ＣＲＩＳＰＲ／Ｃａｓ９―特許及びライセンスの側面から―」LES JAPAN NEWS59巻４号（２０１８年）19頁　https://www.oslaw.org/profile/format/Matsutoya(2018)%20LES%20JAPAN%20NEWS_Vol59%20No.4%20pp19-28.pdf

（2）森田裕「バイオ分野のスタートアップのための新しい特許戦略」パテント72巻１号（２０１９年）17頁　https://system.jpaa.or.jp/patent/viewPdf/3166

（3）山口裕司「特許権売買契約と関連する法的問題」パテント71巻２号（２０１８年）14頁　https://system.jpaa.or.jp/patent/viewPdf/2968

6 特許の流通・価値化　日本と米国

吉村岳雄（株式会社IP Bridgeライセンシングディレクター）

特許制度の目的は、発明をした人にそれを秘匿せず公開してもらう代償として、その人に一定期間（20年）の独占権を与えて発明を保護し、それによって発明を奨励して、産業の発達に寄与することです。これは特許法第1条に謳われています。

特許の価値

特許権は非常に強力かつ重要な経済的財産ではあるのですが、弁理士さんと共に出願して、審査過程で特許庁とやり取りして、特許として認められたら特許庁に維持年金を納めて……と進めていくと、結構なお金がかかります。特許というのは、出願して登録されてからも、それを維持するために毎年年金を納める必要がありますから、持っているだけでは古新聞よりも低い価値なのではないかと思います。古新聞は持っているだけでお金がかかることはないし、包み紙にも使えます。だから、やはり特許を取る以上は何とかしてそれをお金に換えていかなければ意味がないとも思うわけです。

医療者の方に特許を取ってもらいたい理由（1）

医師はじめ医療現場に接している医療者の方々は、「我々は研究者じゃないんだから発明とか特許とか関係ないよ」と思うかもしれません。ですが、医療現場の方こそ特許を取るべき理由があると言えます。

特許制度の趣旨である産業の発達に寄与することは、医療の世界では、とりもなおさず医療技術の発達に寄与することです。そしてそのことは人の命を救うことにつながっていく。これが一つの理由です。医療の効率を少し上げる発明、例えば手術中に使いやすいガーゼのたたみ方の発明とか、手術中に対象外の部位を押さえておく棒の先端形状の発明とか、そういう発明・改善をその現場だけの話にとどめておかないで、きちんと製品として世に出せば、多くの医師に使ってもらえるようになります。発明が直接人の命を救うわけではありませんが、発明によって人の命を救うことに少しでも貢献できるわけです。

そうした小さな貢献であっても、積み重ねるとどんなスーパードクターよりも大きな貢献をすることにもなり得ます。オプジーボとかの素晴らしいノーベル賞級の発明も非常に重要ですが、それだけが医療の発展を支えているわけではありません。医療現場で働く皆さんが、日々の仕事の中で積み重ねている小さな改善も同じくらい重要です。また、そういった改善は、日本人の一番得意とするところです。改善を自分の身の回りだけに留めるのではなく、きちんと世の中に開示していくことは、医療の発展に非常に重要だと思います。

医療者の方に特許を取ってもらいたい理由（2）

特許はお金を稼がなければ意味がないといった趣旨のことを先に言いましたが、やはり医療技術を発展させていくためにもお金が必要です。そのお金を特許で稼ごうということ。これが医師はじめ医療者の方に特許を取ってもらいたいもう1つの理由です。「特許権でお金を稼ぐなんて、医者（もしくは研究者）の仕事じゃないよ」というふうに考えるかもしれません。でも、現場のアイデアを産業界に提供して、メーカーやそこに資金を投入する投資家にそれを事業として動かしてもらう。そしてそのアイデア・技術を医療振興の渦の中に巻き込んでいくことで、社会の血液であるお金が循環していく。こうして医療技術が推進力と持続性、サステナビリティを伴って発展することを促すことができるのではないでしょうか。アカデミアの活動に産業界を巻き込んで医療技術を発展させるツールが特許なのです。産業界を巻き込むといっても、大手企業だけではありません、中小企業も当然含まれます。とにかく、アイデアをきちんと社会実装していくことこそが重要です。

知財流通による新たな収益を生む仕組み

例えば病院・大学に何か知的財産（知財）があるとします（**図1**）。真ん中に弊社のロゴを勝手に載せていますが、どこか会社を使って特許を活用するとします。そこに投資家が「これは面白いね」ということで投資をする。そして収益が生まれ、それが投資家と病院・大学に返ってくる。そして、「これはいいね。もっといいものをつくろうよ」ということで、次の知財が生まれ、流通がさらに増えて、もっとリターンが増えていく。こういう正のスパイラルを回すことが、継続的な医療の発展につながっていきます。

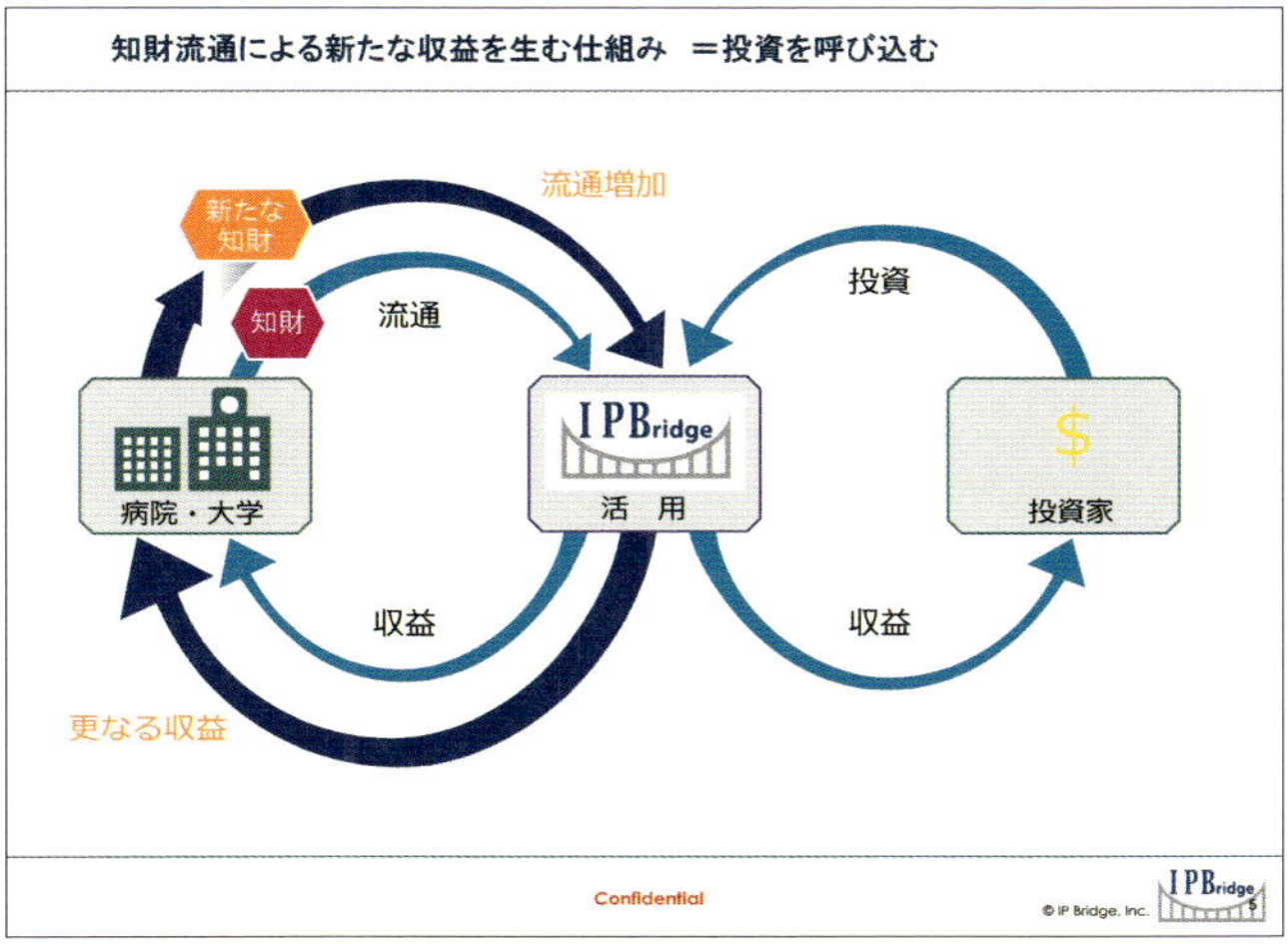

図1　知財流通による新たな収益を生む仕組み＝投資を呼び込む

特許をお金に換える方法

特許を活用する、平たく言うと「お金に換える」ということですが、やり方としては2種類しかありません。（1）自分でやるか、（2）誰かにやってもらうか、です（**図2**）。

（2）の誰かにやってもらう場合には更に2種類あって、①既に特許を（無断で）実施している相手に「あなたは特許を侵害しているのでお金くださいな」というパターンと、②これからこのビジネスに参入したいという人に対して「こういうアイデアがあるんだけど、あなたのところでやってみない？」というふうに持ちかけてやってもらうパターンです。①は、お金を払いたくない相手

特許を収益化する方法

（1）みずから特許を実施して収益化する

（2）第三者に特許を実施してもらって収益化する

- ①既に特許を実施している相手からお金を払ってもらう
  支払いたくない相手と論争になる「敵対的アプローチ」
- ②これから相手に実施してもらってお金を払ってもらう
  相手にビジネスチャンスを提供する「協力的アプローチ」

Confidential　© IP Bridge, Inc.　IPBridge

図2　特許を収益化する方法

と権利者側とで争いが生じる敵対的アプローチになっていくことが多いです。②は、アイデアを提供して新しいチャンスを広げてあげるということで、比較的協力的なアプローチになるのかなと思います。

特許をお金に換える方法（1）自分でやる

（1）自ら実施をする場合の例として、スタートアップ企業の成長について説明します（図3）。事業を始める前、5年とか10年とかの期間、ああでもないこうでもないと構想を練る段階があるはずです。それを構想で終わらせず、何かを発明することができたとします。まずやるべきは「あ、

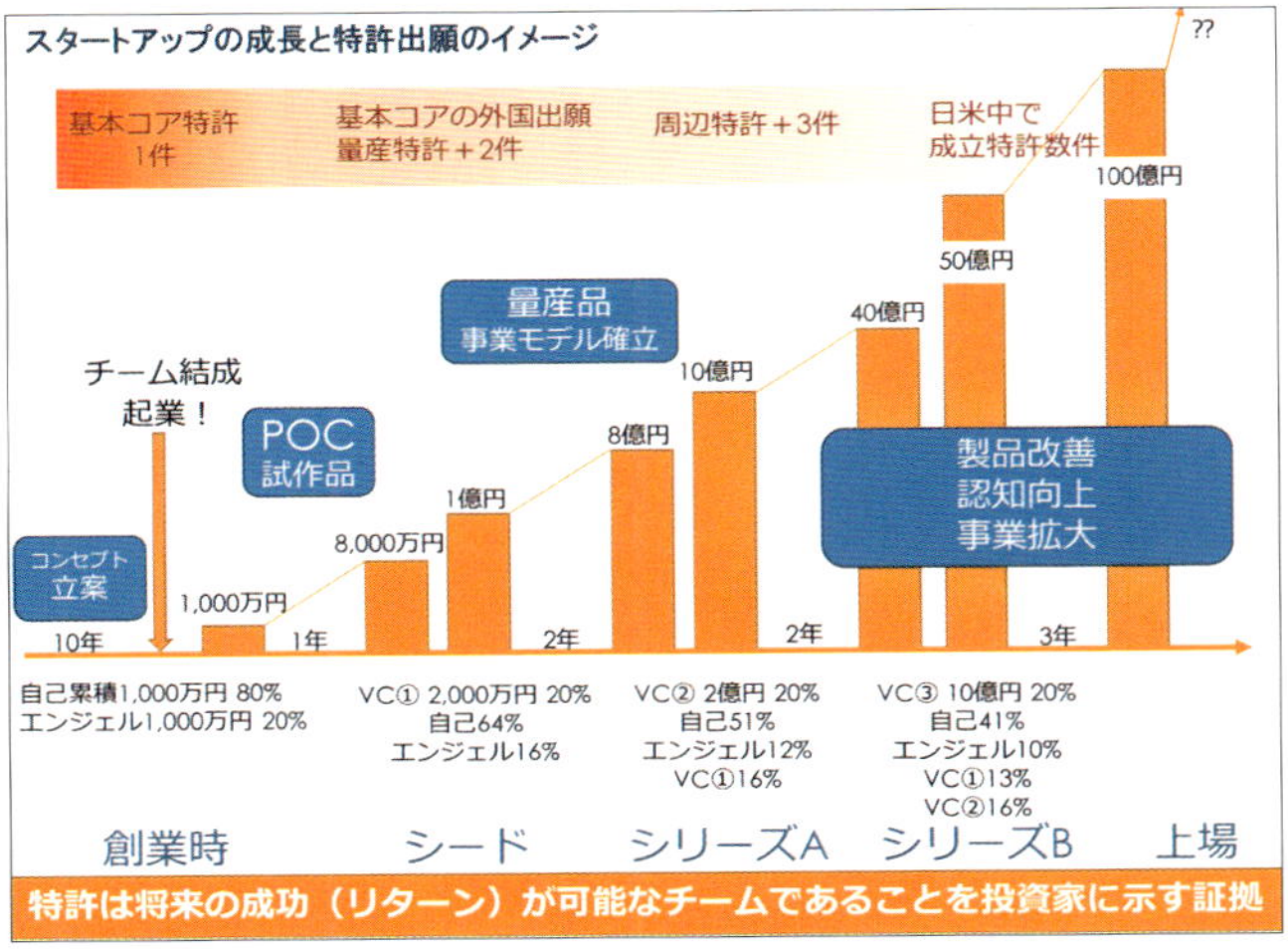

図3　スタートアップの成長と特許出願のイメージ

それいいね」と志を共にする人を集めてチームを作ることです。研究一辺倒の仲間ではなく、ビジネスや営業ができる同志とチームを作ります。このチームに魅力があれば、個人投資家、いわゆるエンジェル投資家を説得してお金を投資してもらいます。例えば1000万円とかですね。この資金で概念実証（PoC：Proof of Concept）、つまりこれは確かに実用的に動くんだということの証明をします。典型的には試作品とかβ版ソフトを作成するフェーズに挑戦します。PoCが完了すると、単なるアイデアではなくなるので、企業の価値を例えば8000万円に上げることができるのです。

そして、ベンチャーキャピタル（VC）がこの企業価値8000万円に納得してもらえたら、そのVCからシーズマネー2000万円を入れてもらえます。結果として企業価値が1億円に上がる。これがいわゆる「資金調達」です。この2000万円の資金で、量産に挑戦します。どんどんビジネスを現実的にしていくに従って企業価値を上げつつ追加投資を受けていって、最終的には上場を目指していくようになります。最近、メルカリ（ネット上のフリーマーケット）が上場してすごい金額が付いたと話題になりましたが、とんでもない金額が付くこともあり得ます。

ここ数年、日本でベンチャービジネスが非常に活発化しつつあるということは、風として感じています。経済新聞を見ていても、ベンチャーの話題が載っていない日のほうが稀です。例えば、野村證券株式会社とデロイトトーマツベンチャーサポート株式会社が主催しているモーニングピッチというイベントがあります。新宿で毎週朝7時からやっていて、投資家や企業から毎回200人くらい集まって、1社4分で5社が自分の会社をアピールするというイベントです。毎回すごい熱量です。そういうイベントが本当にたくさん行われていて、皆さん非常に熱心に参加しています。

そういったスタートアップにおいて、重要なのがやはり特許です。図3の創業時、もしくはその前のコンセプト段階でコアとなる小数の特許を出願します。1件でもいいのですが、本当はもっと欲しいですね。これで同志やエンジェルに考えを理解してもらいます。考えを理解してもらうだけなら論文でも良いのですが、やはり事業とするのであれば、特許です。「自分の権利」でないと、同志やエンジェルを巻き込む力が足りません。その意味では「特許出願」よりも、できれば「特許成立」にしておきたい。発明者が「これは新しいんだ」と勝手に言っているのではなく、特許として認められている、つまり特許庁のお墨付きを得ていることになり、シードマネーを集めやすくなります。ＰｏＣや量産へと進む過程で新しい知見を得たら改良発明の特許を出願する、あるいは将来の事業展開を見据えて外国出願を行うなどによって、次のより大きな投資を募る際のエビデンス（証拠）を固めていくことができます。

どこまで事業に関わるのか

ところで、医師（やその卵）の場合、ベンチャービジネスにどっぷり浸かっているわけにもいきません。ではどこまで関わったらいいのでしょうか。

図４は、左からコンセプト立案⇒Proof of Concept⇒量産⇒拡販と、どんどん発展していくビジネスを描いたものです。その中で、スタートアップ企業が一番初期の段階に「こんなアイデアがあるんですけど、おたくでやってくれませんか」と、証明されていないコンセプト・アイデアを既存企業に持って行って話をするような場面があります。

話を持ちかけられた企業からしてみれば、アイデアだけで、特許を取っているわけでもないし、「ああ、ありがとうございます。確かにそのとおりですね。おいしい話をありがとうございました」ということで、後日3000円ぐらいの菓子折を持ってお礼に行く……。そんな感じでうやむやに終わってしまうのがよくある話ではないかと思います。

　企業にアイデアを話したら盗まれてしまった、と嘆くパターンですね。でも、話を聴いた企業はアイデアを盗んだわけではありません。特許で守られていないアイデアを話すことは、相手企業に対するボランティアでしかありません。それに大雑把なアイデアを聴いただけでは、ビジネスとして成立するのかどうかなんて全くわからないわけです。それを一生懸命やって実用化したのに、何年か経ってから○○社はアイデアを盗んだ、なん

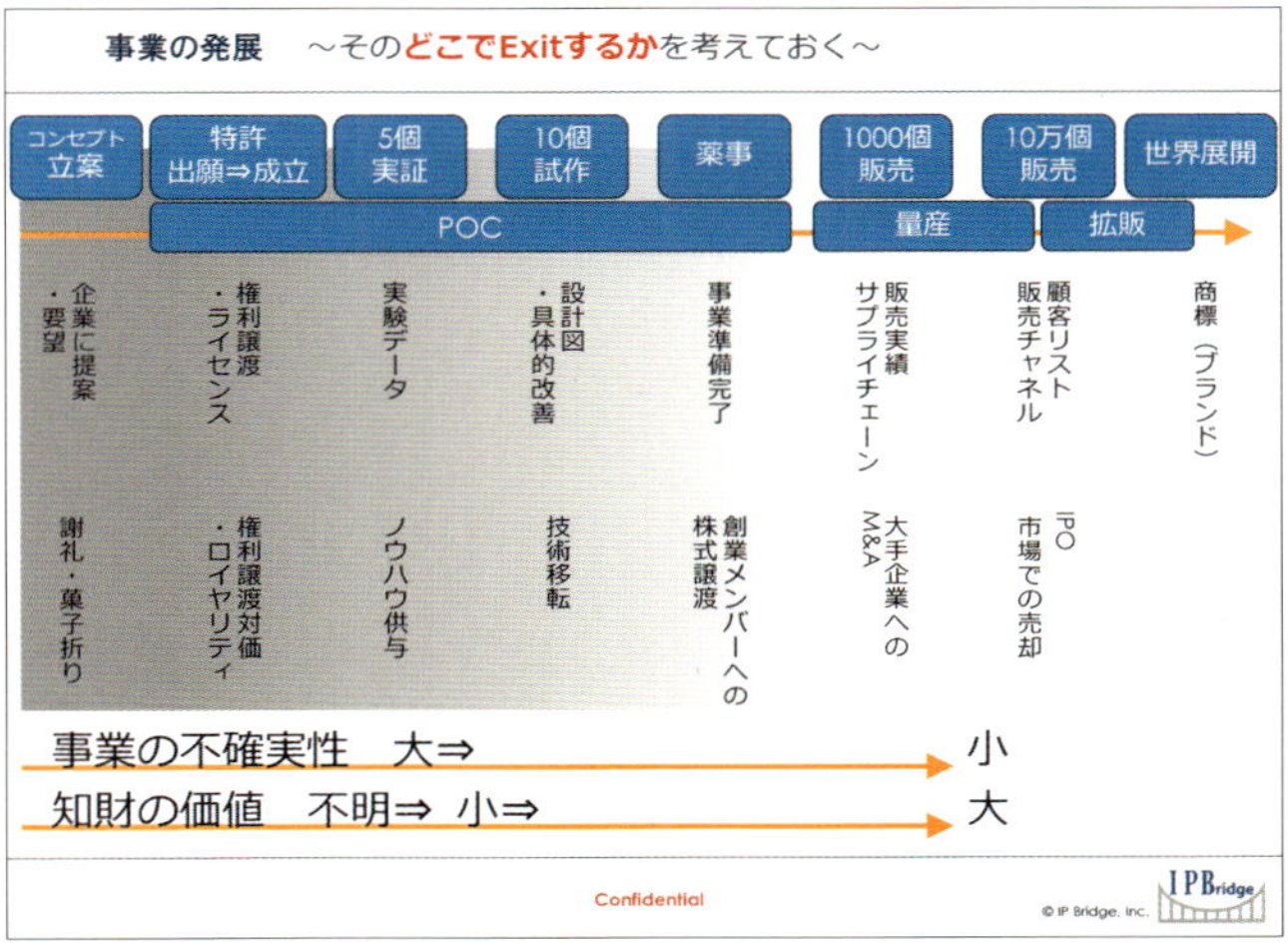

図4　**事業の発展　～どこでExitするかを考えておく～**

て陰でいわれたらいい迷惑です。

そうではなくて、「特許をきちんと取ってます」⇓「5個の実証サンプルがあります」⇓「100個売れてます」と進めば進むほど、企業から見た「事業の不確実性」がどんどん小さくなっていき、「これはうまくいくに違いない」というふうに変わっていくのです。そうすると、同じアイデアでもその価値というのはどんどん高くなっていきます。

医師としては、このどこかまで関わって、どこかで本業である医療現場に戻ることになるわけですが、最初から、どの辺りまで関わるかを考えておく必要があるのかなと思います。最近では大学教授とベンチャー企業の最高技術責任者（チーフテクノロジーオフィサー、CTO）、技術顧問などを兼任する医師も増えてきていますし、必ずしもイチかゼロかで考える必要もありませんが、自分の軸足を置くところは定めておく方が良いです。

特許を価値化した事例

次に特許を価値化した事例を、医療現場ではないのですが、紹介します。宮崎県にお住まいの個人発明家が、自分のお金を使って自転車のギアを発案しました（図5）。軽い力でこげるギアなのですが、その個人発明家は、近所の鉄工所にお願いしてサンプルを作ってもらい、「同じ人が同じコースを全力でこいでかかった時間を測定する」という実験で、発明品の方が速いという結果を得ていました。さらに近所の女子高生に3年間そのギアを使った自転車で通学してもらって耐久性を示し、特許も取りました。その上でいろんな自転車会社にアピールしましたが、どこからもオファーがきませんでした。

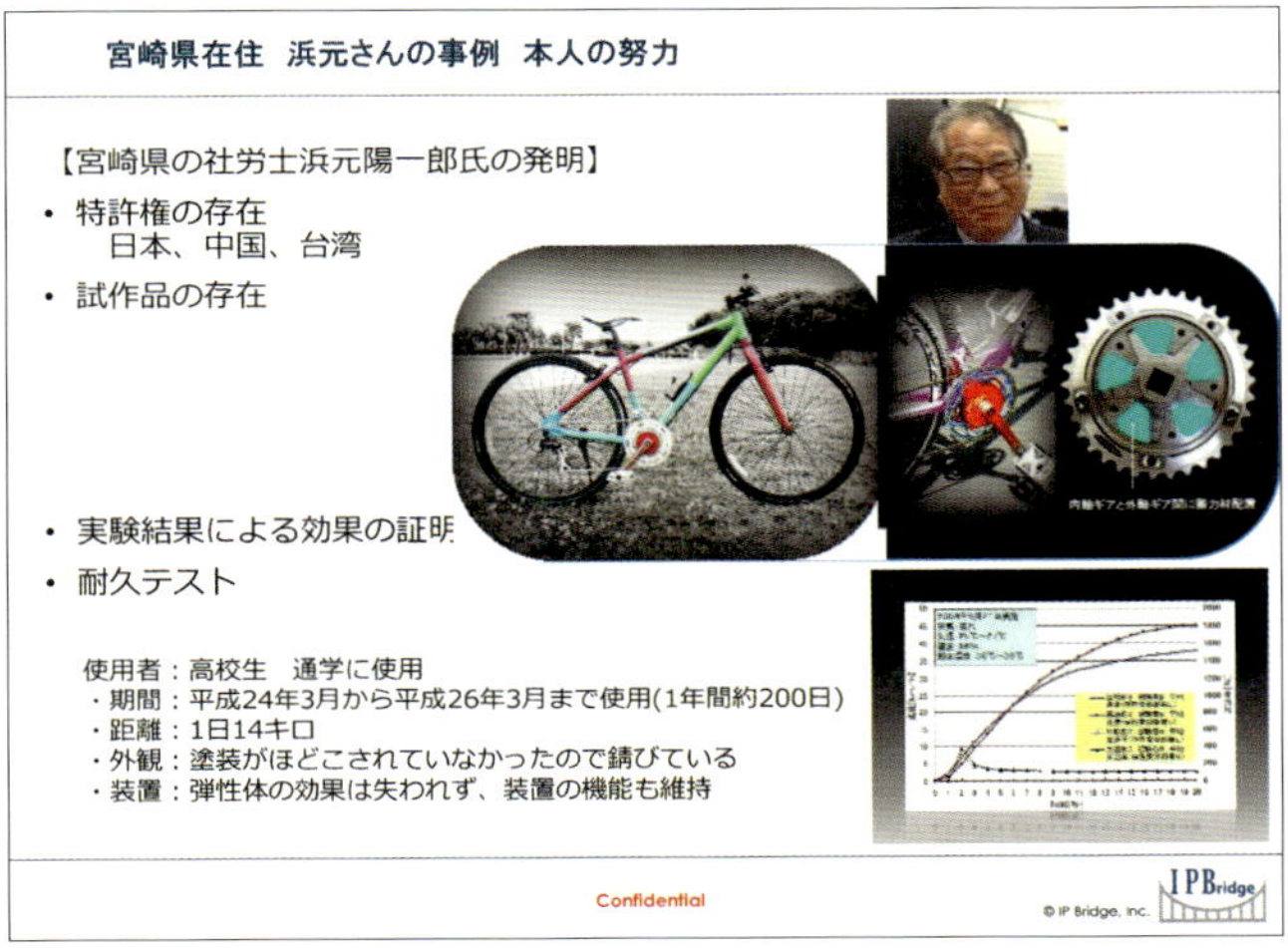

図5　軽い力でこげるギアの発明

ここで我々がサポートにつきました。先の実験は、個人レベルとしては良いのですが、事業にするためのエビデンスとしては弱いと感じたので、まず国士舘大学の体育学部の協力を仰ぎました。色々と議論した結果、体育学部の学生さんの足に筋電計を付けて発明品のギアを使った自転車をこいでもらって筋電図を取ったところ、発明品と通常の自転車で筋電データに有意差があり、顕著な効果があるということが証明されました。これによってＰｏＣが成立したわけです。

そうすると、そのあとが早かった。ＮＨＫや地元のテレビ局宮崎放送、日経新聞、そういったマスコミが自転車を報道してくれて、経済産業省九州経済産業局の「新連携事業」に採択されました。宮崎県で事業を開始したところ、首都圏で専門店やディスカウントストア、スーパーなど多くの店舗を展開する「オリンピック」の自転車事業部門の目にとまりました。ここから資金を得て量産モデルを開発、生産ラインも稼働させました。

また、オリンピック社が取り上げてくれたことで、日曜朝のＴＢＳのテレビ番組

『がっちりマンデー!!』で放送されました。これがブレークのきっかけになり、経済学者の森永卓郎さんがわざわざロケで自転車に乗ってくれました。他の回ではスタジオで座ってるだけですが、このときはロケに出てくれた。そして、「これはいい」と紹介してくれたのです。

このテレビ番組が放送されると、2年間何事も起こっていなかったオリンピック社の株価が、放送翌日から2日連続ストップ高になりました。発明を基点にしてこういうことが起こせる。自転車のギアでもこういうことが起こせるのですから、医療現場における改善、発明も同じような現象を起こせるでしょう。

特許をお金に換える方法（2）誰かにやってもらう（既に実施しているとき）

次に図2の（2）第三者に特許を実施してもらって収益化する場合についてお話しします。まずは（2）の①既に特許を使った製品を無断で販売している相手と話す場合です。この場合は特許権をライセンス許諾するか、特許権自体を譲渡するかということで話を進めていくことになりますが、既に特許を実施している相手に「コラッ」と言いに行くような話なので、どうしても敵対的なアプローチになります。

特許出願から1年半経つと全件の内容が無償で特許庁のホームページに公開されます。ですからどんなに素晴らしい内容であったとしても、そこに書いてある技術情報は周知のものとなり、金銭的価値はもうなくなってしまいます。ですから、侵害している人からすれば、もう技術はわかっているので、それに対して改めてお金を払うなどというモチベーションは全くなくなっているわけです。そのため、「あなた、この特許に触れていますよ」と、権利を持っている側が動かないと何も起こりません。しっかりとした侵害証拠を作って、「この特許の○○番号のこの特許を、型番○○のこの製品で侵害しています」と明記した催告状で通知する必要があります。

そして、この催告状はかなりの確率で無視されます。「何月何日までに返事してください」と伝えてもなお何も来ないこともありますが、2回、3回としつこく手紙を送り続けることで交渉が開始することもあります。場合によっては何回送っても何も来ないので、いきなり訴状を送るしかないときもあります。ライセンス交渉では、たいていは相手方が「こんな特許は使ってないよ」とか、「こんな特許は先行する技術があるから発明じゃない、特許じゃないよ」というような主張を展開してきます。これに対して、しっかりと反論しきらないといけません。「特許請求の範囲」で定義された言葉を一つ一つ詳細に、場合によっては句読点の位置まで読み込んで、権利解釈を詰めていき、製品をカバーしているのかどうか徹底的に議論し尽くします。

さらに、ライセンス交渉でまとまらない場合には、特許訴訟もやっていかなければなりません。これは非常にお金がかかります。日本国内であれば、まあウン千万円で済むのですが、アメリカで裁判をやろうと思うと、ディスカバリーという「当事者全員出てこい」「関連文書全部出せ」というような厄介な制度があり、弁護士費用が跳ね上がります。1か月の請求がウン億円みたいなときもあるくらい、米国での特許訴訟はお金がかかるのです。

液晶ディスプレイ（LCD）で、特許法の侵害を立証するためにパソコンや液晶テレビ、携帯電話等を分解して調べたことがあります（図6）。パソコンを買ってきてネジ外して中を開けて液晶パネルを取り出します。液晶パネルの周辺や裏を見ると、液晶パネルのメーカー名が書いてあります。この場合は某台湾メーカーですね。このパネルのドライバーチップがここにあって、画素の形がこうなっていて……というのを、顕微鏡写真を撮って、これを特許の言葉と一個一個重ね合わせて、使っている・使っていないという判定をします。

当時はものすごく高かった新品の液晶テレビや、発売直後のプレイステーションポータブルを買ってきて、これにガラスカッターで傷を入れて断面解析を進めるのですが、最初の1個目のとき

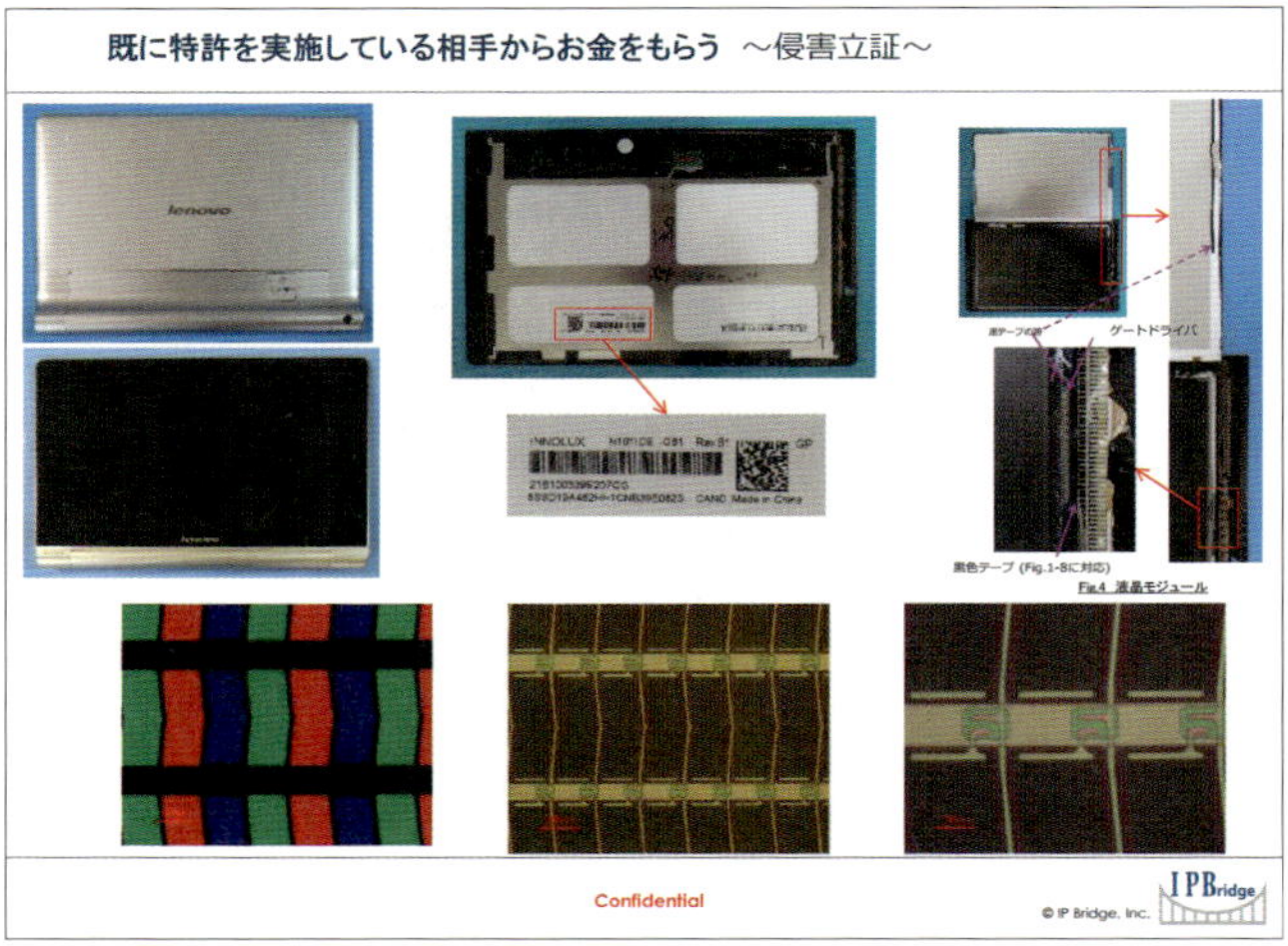

図6　LCDの侵害立証

は、もう本当に手に汗をかきました。こんなことをやって立証していかなければいけないので、なかなか大変です。

うまいこと話がまとまれば、相手に対して、相手の状態に応じていろんな払い方でお金をくださいと言うことができます。①売り上げに応じて決まった比率で払ってもらうランニングロイヤリティ方式が基本的な考え方です。その変形として、②ある程度売り上げが増えたら比率を下げるボリュームディスカウントとか、③逆に手付金のようにして最初に先払いをしてもらうアドバンスドペイメントとか、④そういった考え方から導き出される一括金とか、相手の商売の規模や事業の成長フェーズに合わせて契約成立を目指します。

特許をお金に換える方法（2）
誰かにやってもらう（まだ実施していないとき）

次に図2の（2）の②まだ実施していない相手に持ちかけて協力的にやる場合です。

この場合は、相手に対して新しいチャンスをあげることになるので、協力的アプローチのライセンス交渉になります。ライセンスを導入する側の企業から見ると、新商品開発の時間短縮、既存商品の性能向上、利益率の向上等々、何かしらの金銭的なメリットが得られます。また、入りたくても入れなかった医工連携の現場に参入できるチャンスが得られます。そういった時間や利益、知見、チャンスを知財ライセンスの導入という形で獲得できるわけです。ライセンス導入は導入会社にベネフィットを与えるものです。

ではその対価はどう考えたらよいでしょうか。ライセンス契約なのか譲渡なのかかかりませんが、その価格をどういうふうに考えたらいいのかについて3つほど挙げておきます。

1つ目が発明者サイドのコストアプローチです。要は権利獲得して維持するのにどれくらいお金かけてきたのか、ということから考える対価です。「こういうお金をこういうふうにかけてきたんだから、それにちょっと利益を乗せてくれ」という価格です。「あなたが同じことをやったとしても、同じだけのコストがかかったはずだから、それだけ払ってよ」というような形で合意形成を目指します。

2つ目が導入側から見た場合のコストアプローチです。ライセンス導入によって「販売の数量はこれくらい増加が見込めるよね。そのとき利益などこれくらい改善するよね。だったら、この特許の導入において、あなたにはウン億円のベネフィットがある。だから、そのウン億円から何%かちょうだいよ」ということから考える対価です。いずれにしても、あなたの会社はライセンスを導入したほうがお得ですよねということを分かってもらって、そのお得分を払っていただくというのがこのアプローチです。

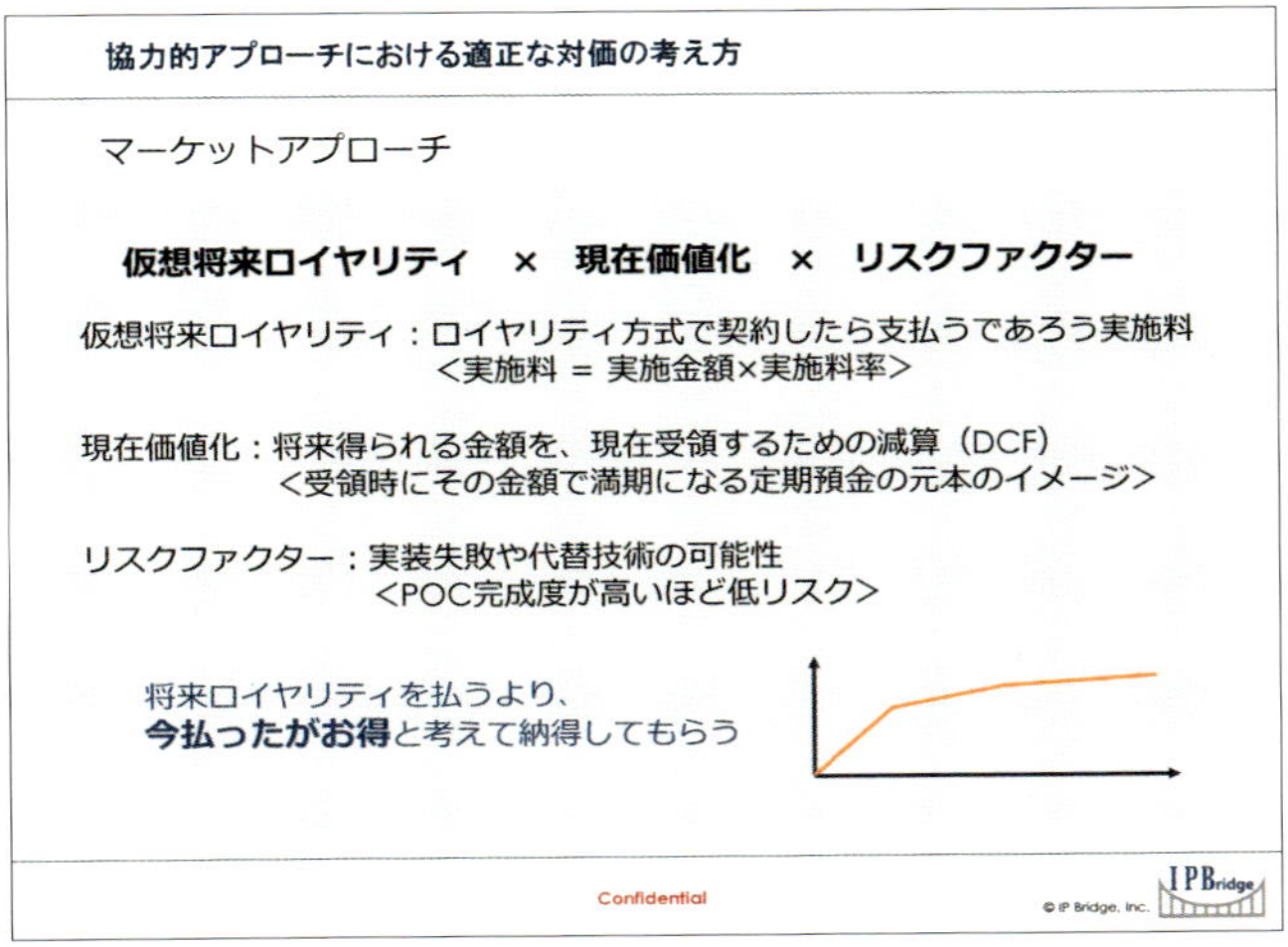

図7　マーケットアプローチの考え方

3つ目がマーケットアプローチで、同じようなジャンルで既にライセンス契約ありますよ、なんていうときに使いやすい考え方です（図7）。今この特許を導入しないで、勝手にビジネスをやって、将来ロイヤルティーを請求されて払うことになったら、「こんなふうに払わなきゃいけないよね」「だったら、それを将来払うよりは今払ってもらえたら安く導入できますよ」というふうに持っていくのがマーケットアプローチです。

現在価値化とは

「将来生み出される価値」を現在合意するときの価値の算出に「現在価値化」という考えがあります。「ディスカウントキャッシュフロー」という考え方を使います。企業が、結局将来自分でビジネスをやった後それに見合うランニングロイヤルティーの総額があったとしても、想定通りに進むかどうかわからない状況では、その総額を今払おうとは思わないでしょう。それを乗り越えて、「今払ってよ」と要求するのです。「僕はもう医療現場に戻りたくて、この医工連携を卒業したいので、特許権をあなたが買い取ってよ」というときに、その将来のロイヤルティーを現在価値化して納得してもらう必要があります。

現在価値化とは何かというと、要は定期預金にある一定の利息で預けたと考えて、3年後なら3年後にその金額を受け取るとしたら、その元になる定期預金の預け額はいくらだったのか、を逆算することで3年後の価格を現在の価値に換算することです。例えば、今ここで1年間くらい研究開発の期間をかけて発売をして、商品が売りに出され、売上が立つのが3年後で100、4年後で200、5年後で300みたいな形で、「こんなふうに売れるんじゃないですか」というふうにビジネスモデルを持っていき、合計900ぐらいの売上が立つとします。これをそのままもらいに行くと、相手と合意できません。

900を現在価値に逆算すると、割り戻し率、逆算するときの利率をいくらにするかでかなり違ってきますが、実は150くらいになります。発明者は900もらうべきと考えているのに、企業が150を提示したら、「足元見やがって」となりますよね。このミスマッチがよく起こるので、発明者と導入する企業では全然価値観が違うという考え方を皆さんに知っておいていただくと、医工連携の現場から卒業したとき、元の現場にスムーズに戻れると考えています。

本稿をきっかけに特許を取る人が現れてくれると嬉しいです。

7 中小企業経営から見た知的財産権 ―知的財産をめぐる会計、評価を中心に―

四方浩人（公認会計士・税理士・中小企業診断士）

はじめに

そもそも無形資産（知的財産：知財）は会計上どのように捉えられているでしょうか。無形資産（知財）への出費は「投資」なのか「費用」なのかという疑問は、非常にシンプルかつ本質を突いた問いかけです。筆者のようないわゆる会計の専門家は、会計的な視点から「これは投資」、「これは費用」、「これは資産」といったように、いとも簡単に切り分けてしまいがちです。しかし、日本の会計基準と、最近話題になっている国際会計基準（ＩＦＲＳ）を比較すると、その背後にある哲学や歴史によって、投資や費用に対するスタンスも様々であることに気づかされます。

また、国際会計基準の適用や無形資産（知財）に対する昨今の流れを見ると、「もしかしたら今の会計は現実に追いついていないのではないか？」と感じることがあります。そして、その「現実に追いついていない会計」が、本当に「財務諸表の利用者」や「投資家」、「企業経営者」、「金融界」の「役に立っているのか」、「逆に迷惑をかけているのではないか」、「誤った判断をさせているのではないか」という思いに至るのです。

本章では、そうした「反省」もふまえ、無形資産（知財）をめぐる会計とその評価の手法について考えてみます。

（1）問題提起

図1は、アメリカのオーシャントモという調査会社が作成したアメリカ企業500社における企業価値に占める無形資産（知財）の割合（茶色の部分）です。これによ

れば、1975年時点では企業価値のおよそ83%が有形資産となっており、ビジネスモデルの主流が固定資産を使用した大量生産による利益の獲得であったと考えることができます（固定資産活用型経営）。しかし、1980年以降は、無形資産の割合が増加し、特許技術やアイデア、ブランドといった知的財産の活用を利益の源泉とする形へシフトしています。また、政府の知的財産戦略本部が作成した「知財のビジネス価値評価検討タスクフォース報告書」（平成30年5月）によれば、これからの時代は供給が需要を上回り、「モノ」ではなく「コト」が重視されるサービス社会となっていくとされており、無形資産（知財）が企業の価値創造メカニズムの主体となってきていることが示唆されます。

図1 企業価値に占める無形資産（知財）の割合

Ocean　Tomoの調査によると、アメリカのS&P500の企業価値に占める無形資産の割合が、1975年の17%から2015年には84%まで増加している。

※S&P500とは、米国投資情報会社「スタンダード・アンド・プアーズ社（S&P）」が算出している米国の代表的な株価指数（インデックス）。ニューヨーク証券取引所、アメリカン証券取引所、NASDAQに上場している銘柄から代表的な500銘柄の株価を基に算出される、時価総額加重平均型株価指数

※計算方法は、株式時価総額と長期借入金の合計を企業の市場価値とみなし、そこから有恵子指定資産総額を引いた残りを無形固定資産として計算。

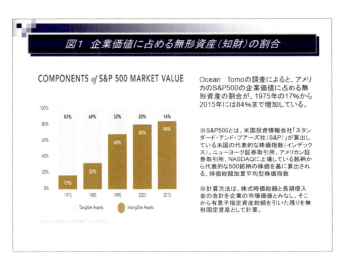

図1　企業価値に占める無形資産（知財）の割合

このような現状において、企業の利害関係者が投資などの意思決定をするにあたり、対象となる企業がどのような無形資産（知財）を持っているかということは非常に重要な情報となってきています。また、中小企業の経営者にとっても、無形資産（知財）は将来の収益獲得、あるいは企業存続のための戦略に関わる重要なものと位置づけられ、無形資産（知財）獲得のための支出（投資）が、果たして資産なのか費用なのかは大きな問題です。しかし、こうした無形資産（知財）の価値の多くは、企業の会計には適切に表されておらず、数値化すらされていないのが現状です。

（2）会計の基本的な仕組み

会計における無形資産（知財）の評価を考える場合、まず会計の基本的な仕組みを理解する必要があります。**図2**は、いわゆる財務諸表3表と呼ばれる損益計算書（Profit and Loss statement：PL）、貸借対照表（Balance Sheet：BS）、キャッシュ・フロー計算書（Cash Flow statement：CF）を並べたものです。会計の軸となる財務諸表の例示ですが、これらがどのような関係にあるのかを簡単に説明します。

PL

売上高	
売上原価	
売上総利益	
…	
研究開発費	
…	
販売費及び一般管理費	
営業利益	
営業外収益	
営業外費用	
経常利益	
特別利益	
特別損失	
税引前当期純利益	
法人税等	
当期純利益	1,000

BS

流動資産	
現預金	2,000
売掛金	
有形固定資産	
建物	
無形固定資産	
特許権	
のれん	
投資等	
出資金	
資産合計	
流動負債	
買掛金	
固定負債	
長期借入金	
負債合計	
資本金	
繰越利益剰余金	1,500
（うち当期利益）	1,000
純資産合計	
負債純資産合計	

CF

税引前当期純利益	
減価償却費	
売上債権の増加額	
小計	
法人税等の支払額	
営業活動によるキャッシュ・フロー	
有形固定資産の取得による支出	
無形固定資産の取得のよる支出	
貸付金の回収による収入	
投資活動によるキャッシュ・フロー	
長期借入による収入	
配当金の支払額	
財務活動によるキャッシュ・フロー	
現金及び現金同等物の増加額	
現金及び現金同等物の期首残高	
現金及び現金同等物の期末残高	2,000

図2　財務諸表3表のつながり

損益計算書はつまり「損（L）」と「益（P）」であり、どれだけの売上、費用、利益があったかを示すとともに、どれだけの損失を出しているかを示すものです。貸借対照表（BS）は「資産と負債とその差額（純資産）」を、キャッシュ・フロー計算書（CF）は「会社の現金・預金の流れ」を示しているものです。

このことをふまえ、**図2**に示したCFの「現金及び現金同等物の期末残高」の項目を見ると2000円となっており、これはBSの「現預金」の項目の2000円と一致しています。また、PLの「当期純利益」の項目を見ると1000円となっており、これはBSの「繰越利益剰余金」の項目の内訳である「（うち当期利益）」の1000円と一致しています（繰越利益剰余金には当期利益が蓄積していく）。つまり、これら3表は互いに連動しているのです。

図3は、2014～2017年の三菱電機（株）の特許取得件数と財務諸表を示したものです。直近の2017年を見ると、三菱電機（株）は4407件の特許権を取得していることがわかります。**図3**の下部分は公表されている三菱電機（株）の財務諸表（三菱電機（株）は株式を上場しているので、財務諸表は公表されている）です

2014年〜2017年(暦年)の特許取得件数ランキング

順位	2014年	2015年	2016年	2017年
1位	キヤノン(株)	トヨタ自動車(株)	パナソニックIP マネジメント(株)	三菱電機(株)
	5,392件	4,078件	4,546件	4,407件
2位	三菱電機(株)	キヤノン(株)	キヤノン(株)	キヤノン(株)
	5,317件	3,728件	4,345件	3,926件
3位	パナソニック(株)	三菱電機(株)	三菱電機(株)	パナソニックIP マネジメント(株)
	5,312件	3,341件	4,252件	2,953件

(特許庁発表の公報より)

連結貸借対照表(抜粋)　　(単位:百万円)

	2015年3月期	2016年3月期	2017年3月期	2018年3月期
(償却対象無形固定資産)				
ソフトウェア	34,073	36,116	37,928	39,621
顧客関係	1,899	28,344	24,448	24,065
その他	8,575	22,191	17,774	15,777
償却対象無形固定資産	44,547	85,551	80,150	79,453
非償却無形固定資産	3,876	2,983	2,791	2,617
無形固定資産	48,423	89,634	82,941	82,080
資産計	4,059,451	4,059,941	4,172,270	4,264,559

(有価証券報告書より作成)

連結損益計算書(抜粋)　　(単位:百万円)

	2015年3月期	2016年3月期	2017年3月期	2018年3月期
売上高	4,323,041	4,394,353	4,238,666	4,431,198
研究開発費	179,628	187,032	184,964	192,966
販売費及び一般管理費	970,191	1,013,264	1,014,389	1,061,778
営業利益	317,604	301,172	270,104	318,537

(有価証券報告書より作成)

当社は、このたび、資本市場における財務情報の国際的な比較可能性の向上を目的として、連結財務諸表及び連結計算書類について、2019年3月期(2018年4月1日〜2019年3月31日)から従来の米国会計基準に替えて国際会計基準(以下、IFRS)を任意適用することを決定いたしましたので、お知らせいたします。なお、IFRSに基づく連結財務諸表の開示の時期は、2019年3月期の第1四半期(2018年4月1日〜6月30日)からを予定しております。(2017年2月17日プレスリリース)

図3　2014〜2017年の三菱電機(株)の特許取得件数と財務諸表

が、ＰＬを見ると、年間の売上高約4兆円に対して、研究開発費への支出は２０１５年3月期~２０１８年3月期の4年平均で約１８６１億円となっています。その一方でＢＳを見ると、研究開発費の成果（研究の成果）となる無形資産（ソフトウエアや顧客関係等）の残高は８００億円程度であることがわかります。

これを見ると、毎年１８６０億円余りの研究開発費をかけているのに、８００億円程度の残高しか残っていないという印象を受けると思います。つまり、実際は、毎年多額の投資が行われていますし、また研究者の知識や技術も向上していると考えられるわけですが、ＢＳにはそのことが表れず（表すことができず）、研究開発費は全て費用として扱われているのです。すなわち、これが会計における無形資産（知財）の評価の実態ということでもあります。

(3) 会社の規模別に適用される会計基準

図4は、会社の規模別に適用される日本の会計のルール（財務諸表を作成するルール）をまとめたものです。日本では、例えば、連結財務諸表を作成している企業（連

結子会社がある企業）の場合、日本基準、国際会計基準（ＩＦＲＳ）、アメリカ基準（ＵＳ－ＧＡＡＰ）のどれに則って作成しても良いというルールになっています。そのため、日本の上場企業の場合、「うちの会社は日本基準です」「うちの会社はＩＦＲＳです」「うちの会社はアメリカ基準です」というように、会社によって適用している基準が異なっていることがあります。このことも無形資産（知財）の評価を複雑にしている要因であると考えられます。

非上場企業に関しては、日本基準のほか、「中小企業の会計に関する基本要領」

会社区分と適用される会計基準等

区分	財務諸表（または計算書類）		公認会計士監査
	連結	単体（個別）	
・上場会社 ・金融商品取引法開示会社（上場会社除く）	日本基準またはIFRSまたはUS-GAAP	日本基準	監査義務あり
会社法上の大会社（資本金５億円又は負債総額200億円以上）	作成義務なし（※1）	日本基準	監査義務あり
上記以外の株式会社	作成義務なし（※1）	中小企業の会計に関する指針（中小指針）（※2）	監査義務なし
上記以外の株式会社	作成義務なし（※1）	中小企業の会計に関する基本要領（中小要領）（※3）	監査義務なし
上記以外の株式会社	作成義務なし（※1）	税法基準	監査義務なし

※1：会計監査人設置会社では任意で作成可能だが公認会計士の監査が義務となる。
※2：中小企業が、計算書類の作成に当たり拠ることが望ましい会計処理や注記等を示す。
※3：中小指針と比べて簡便な会計処理をすることが適当と考えられる中小企業を対象とする。

出典：企業会計審議会「我が国企業のカテゴリー」平成17年3月23日

図4　会社の規模別に適用される会計基準（日本）

（中小要領）という中小企業のための会計基準や、「中小企業の会計に関する指針」（中小指針）、税法基準といったものが適用されます。

以上、上場しているか否か、あるいは会社の規模によって適用される会計基準が異なってくるわけです。

（4）各会計基準における資産と費用の定義

図5は、日本と海外の会計基準における「資産」と「費用」の定義をまとめたものです。考え方はほぼ共通しており、「資産」とは、将来において収益を獲得するための支出（経済的資源）であり、いわゆる当期のための支出ではなく、将来のための支出を意味しています。一方、「費用」は、将来の活動のためではなく、当期の活動のための支出を意味しています。

資産と費用の定義

	日本基準	IFRS	US-GAAP
資産の定義	資産とは、過去の取引または事象の結果として、報告主体が支配している経済的資源をいう。 ここでいう支配とは、所有権の有無にかかわらず、報告主体が経済的資源を利用し、そこから生み出される便益を享受できる状態をいう。経済的資源とは、キャッシュの獲得に貢献する便益の源泉をいい、実物財に限らず、金融資産及びそれらとの同等物を含む。	資産とは、企業が過去の事象の結果として支配している現在の経済的資源である。 経済的資源とは、経済的便益を生み出す潜在能力を有する権利である。	資産とは、過去の取引又は事象の結果として、特定の企業により獲得又は支配され、かつ期待される将来の経済的便益という。
費用の定義	費用とは、純利益または少数株主損益を減少させる項目であり、特定期間の期末までに生じた資産の減少や負債の増加に見合う額のうち、投資のリスクから解放された部分である。	費用とは、持分の減少を生じる資産の減少又は負債の増加（持分請求権の保有者への分配を除く）である。	費用とは、実体の継続中の主要なまたは中心的な営業活動と構成する財の移転又は生産、用役の提供その他の活動による、実体の資産の流出その他の費消または負債の発生（あるいは両者の結合）である。
根拠	討議資料「財務会計の概念フレームワーク」	財務報告に関する概念フレームワーク	財務会計概念書

図5　日本と海外の会計基準における「資産」と「費用」の定義

（5）各会計基準における研究開発費の取扱い

各会計基準における研究開発費の取扱いについて見てみましょう。日本基準において研究とは「新しい知識の発見を目的とした計画的な調査及び探求」と定義され、これはいわゆる新しい基礎研究と考えることができます。また、開発とは「研究の成果やその他の知識を具体化すること」であり、研究の成果をさらに進めるものと考えることができます。日本基準では、この研究費も開発費も、原則として費用を支払ったときに一括で「費用」として処理しなければならないとされています。この点はアメリカ基準も同様です。

一方、ＩＦＲＳの場合、企業の研究開発活動は研究と開発に分けられ、研究は費用が発生した際に費用処理しなければならないことになっていますが、開発は以下の6要件を満たせば資産計上できるとされています。

〈開発費を資産として計上できる6要件〉

①無形資産を完成させることが技術的に実行可能であること

②無形資産を完成させ、使用・売却する意図を有していること
③無形資産を使用・売却する能力を有していること
④無形資産から経済的便益を引き出す手法（市場や使用形態等）が特定されていること
⑤無形資産を完成させ、使用・売却するために必要な資源を利用できること
⑥開発期間中の無形資産に起因する支出を信頼性をもって測定できること

つまり、日本基準では「研究開発」であって、研究も開発も一括で費用処理するということになりますが、ＩＦＲＳでは「研究」と「開発」に分かれ、研究は費用処理、開発は資産計上となるということです。この辺が日本基準とＩＦＲＳの大きな違いとなっています。そのため、先述したように上場会社では、連結ベースで日本基準、アメリカ基準、ＩＦＲＳのいずれも適用可能であることから、適用する会計基準により開発費の処理が異なることになります。このような現状は、今が世界的な会計ルール統一への過渡期にあることを示しているのだと思います。

ただし、日本でも、中小企業（非上場企業）の場合は、法人税法に則ることが可能であるため、研究開発費を資産計上することができるようになっています（そのように規定されています）。

（6）各会計基準における無形資産の取扱い

日本基準、ＩＦＲＳ、アメリカ基準における無形資産の会計処理の違いをまとめたのが図6です。研究開発費については先述したとおりです。合併の際の「のれん」に関しては、日本基準の場合20年以内で償却（費用処理）するとされていますが、ＩＦＲＳとアメリカ基準の場合は基本的に償却ではなく、そのまま金額が残っていきます。つまり、日本のように「のれん」の金額が減っていくことはありません。ただし、ＩＦＲＳ、アメリカ基準とも、減損テストを年1回実施することになっています。減損とは投資額の回収が見込めなくなった時に帳簿価額を減額する会計処理です。

２０１９年5月5日付の日本経済新聞に、「買収先企業の収益力が低下した際などは、のれんの価値を引き下げ、減損損失を計上する。大型のＭ＆Ａが頻発するなか、

無形資産の主な論点比較表

論点	日本基準	IFRS	US-GAAP
研究開発費	研究費、開発費ともに費用処理される。	研究段階の支出は発生時に費用処理される。 開発段階の支出は企業が6要件を立証できる場合に限り、資産計上される。	研究費、開発費ともに費用処理される。
企業結合時に識別される無形資産	法律上の権利など分離して譲渡可能なものは個別に資産計上する。	法律上の権利など分離して譲渡可能なものは個別に資産計上する。 耐用年数を確定できる場合は償却資産、確定できない場合は非償却資産となる。	法律上の権利など分離して譲渡可能なものは個別に資産計上する。 耐用年数を確定出来る場合は償却資産、確定できない場合は、非償却資産となる。
のれん	20年以内で定額法その他の合理的な方法により償却	年1回減損テストを実施	年1回減損テストを実施
適用企業数	3,428社 (平成30年9月現在 日本取引所グループHPより推計)	IFRS適用済会社数178社 IFRS適用決定会社数16社 合計194社 (平成30年9月現在 日本取引所グループHPより)	13社 (平成30年9月現在 上場企業サーチHPより)

出典:企業会計基準委員会「無形資産に関する検討経過の取りまとめ」平成25年6月

図6　各会計基準における無形資産の取扱い

のれんは世界的に積み上がっている。巨額の損失が突如として表面化するケースも増えており、投資家や会計士の間で問題となっている。このため、国際会計基準を策定する国際会計基準審議会はのれんの定期的な費用計上を義務付ける議論を始めた」との記事が出ていました。

しかしその2か月近く後の6月26日付の同新聞には、「M&A（合併・買収）で生じる「のれん」を巡り、国際会計基準（IFRS）で定期償却を導入することに慎重論が強まっている。IFRSを策定する国際会計基準審議会（IASB）の会合で、導入反対が賛成を上回った。欧米企業を中心に定期償却は利益を押し下げるとして、反対意見が根強いためだ。ただ減損リスクの大きさから定期償却すべきだとの意見もなお多い。今回の採決は途中段階に当たり、議論の行方は不透明だ」とも書かれており、国際的にのれんの取扱いがどう決着するかわからない状況です。

（7）各会計基準における無形資産に対する考え方の違い

以上のような日本基準、IFRS、アメリカ基準における無形資産（知財）に対する哲学の違い、考え方の根本的な違いを理解するには、無形資産（知財）についてのこれまでの議論を振り返ってみる必要があります。例えば、日本基準で研究開発費が費用処理扱いとなった際には、「研究開発を行った段階では、将来収益が見込めるか否かは不明である（失敗するかもしれない）」などの議論があったわけです。

図7は日本基準とＩＦＲＳの考え方の違いをまとめたものです。日本基準では、「実務上、客観的に判断可能な要件を規定することは困難であり……」という文言がありますが、これは、「〇〇の場合は資産計上、△△の場合は費用処理」とするような明確な基準を策定することは困難であるということを意味しています。また、仮に抽象的な基準を策定しても、「Ａ社は〇〇なので資産計上、Ｂ社は△△なので費用処理」ということになって、企業間の比較可能性が阻害されるため、単純に一括で費用処理として取り扱う方が良いとの考えが背景にあります。なお、このことは「企業間の比較可能性の優先」と言うことができますが、これを言い換えると「横並びの優先」、あるいは「より保守的な事項の優先」ということであり、このあたりはやはり日本的であるとも言えます。

- **日本基準の哲学　企業間の比較可能性を優先**

「研究開発費は、発生時には将来の収益を獲得できるか否か不明であり、将来の収益の獲得期待が高まったとしても、依然としてその獲得が確実であるとはいえない」、「仮に、一定の要件を満たすものについて資産計上を強制する処理を採用する場合には、資産計上の要件を定める必要がある。しかし、実務上客観的に判断可能な要件を規定することは困難であり、抽象的な要件のもとで資産計上を求めることとした場合、企業間の比較可能性が損なわれるおそれがあると考えられる。したがって、研究開発費は発生時に費用処理することとした」（企業会計審議会「研究開発費等に係る会計基準」）

- **IFRSの哲学　企業の主体性を優先**

「無形資産に対する投資が財務諸表に（資産として）認識されないことは、企業の業績を図ることを阻害し、無形資産への投資を正しく評価することを阻害」

「もし、企業が無形資産への投資に対するリターンをよりよく追跡できなければ、重要な資産を過小評価ないし過大評価するリスクをもたらし、そのような態度（内部創出無形資産の計上をしない）を促進するような会計システムは、内部統制目的の上からも、外部公表目的の上からも、不適切なシグナルを増大させることになる」

「資産の価値について不確実性があるという事実があったとしても、それはそのコストについて、まったく資産を認識しないよう求めることを正当化するものではないこと」（IAS38号）

図7　日本基準とIFRSの考え方の違い

一方、ＩＦＲＳの場合、開発費については無形であっても資産としての価値が認められるのであれば、それは「チャレンジ」として資産計上した方が良く、明確な基準が策定できなくても、一定の要件（先述の６要件）を設定して、各企業がそれに基づいて資産計上か費用処理を判断すれば良いとの発想が背景にあります。

日本基準とＩＦＲＳのどちらが良いというわけではありませんが、ＩＦＲＳのように開発費を資産計上できたほうが、投資家として会社を見る際の判断には役立つのではないかと思います。もちろん、それで結果が思っていたものと違ったとしても、それは投資家の「自己責任」ということになりますが。

以上、日本と欧米の哲学的な違い、あるいは歴史的な違いが会計にも表れているように思われるという話です。

（8）まとめ

現在の会計制度は必ずしも無形資産（知財）を適切に財務諸表に計上できる仕組みになっているわけではありません。また、日本基準、ＩＦＲＳ、アメリカ基準など、国や地域によって制度もバラバラであり、これも無形資産（知財）の評価を複雑にしている一因です。そこで、特に中小企業（非上場企業）をサポートしている会計専門家は、そのような無形資産（知財）の現状を理解し、その重要性についてよく考えていかなければなりません。

また、公認会計士をはじめとする会計専門家は、これまでの減損会計的思考から脱却し、「もっと価値があるのではないか」、「将来の収益に役立つのではないか」といった増益会計的思考によって、無形資産（知財）の価値を見極められるようなスキルを身に付ける必要があります。そうすることが、おそらく中小企業（非上場企業）の力となり、日本を活気づける力にもなると信じています。

あとがき

平成30（2018）年11月15日だった。「福澤諭吉と特許」について講演されていたことを思い出し、日本内視鏡外科学会の知的財産権についてのシンポジウムでのOpening Remarksのお願いに、乃木坂の故北島政樹先生のお部屋に伺った。「国際競争力を持つ医療機器の開発には、国際的な強い知的財産権に立脚していることは必須である」、「知財の企画に喜んで講演させてもらうよ！」と講演を快諾してくださった。30分強の面談ではあったが、夕暮れの乃木坂は、ちがった街並みだった。

本書を先生に捧げます。 **著者一同**

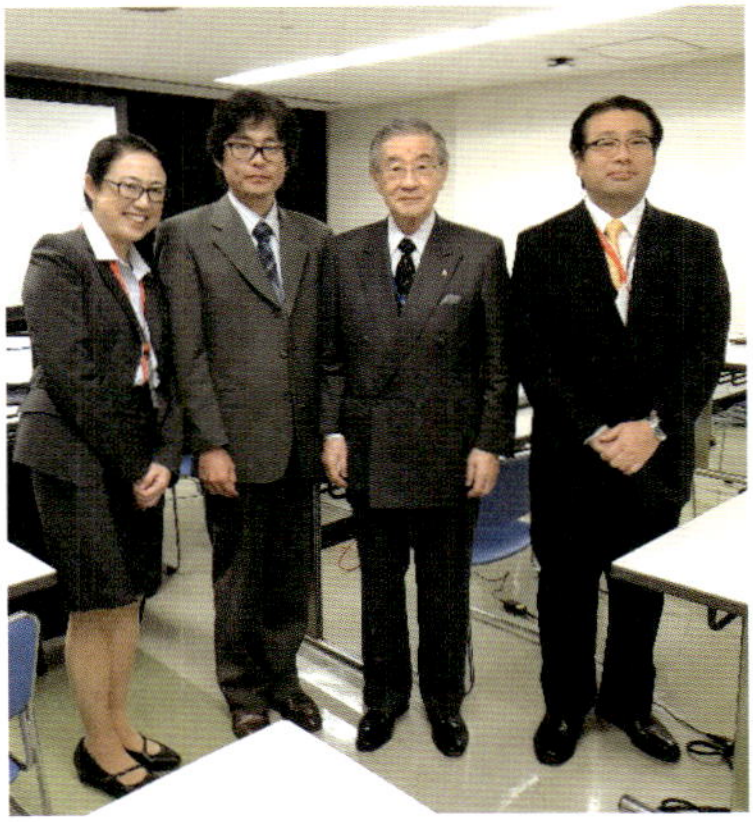

第31回日本内視鏡外科学会（2018年12月）の先生のご講演後に

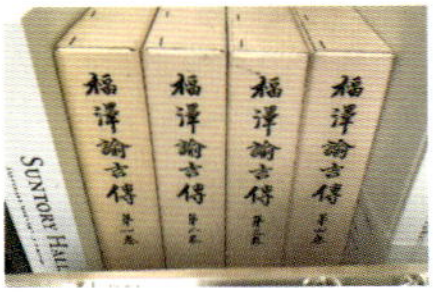

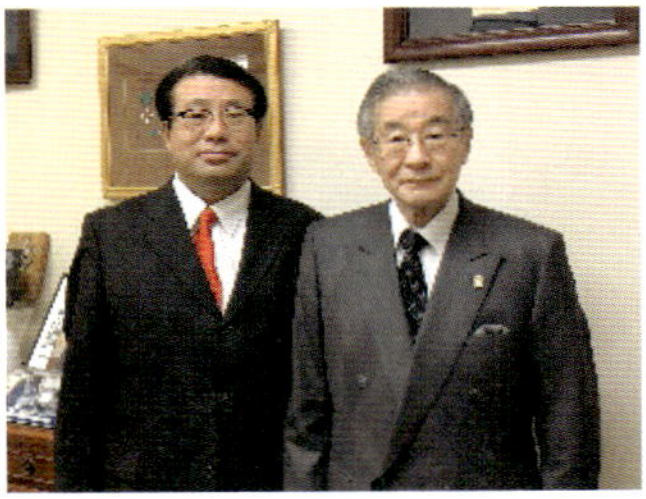

北島先生のお部屋で

著者紹介（本書掲載順）

島田順一

しまだ じゅんいち

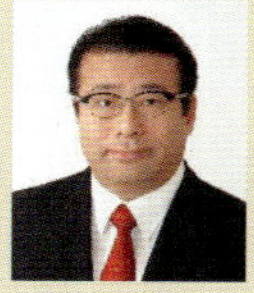

1962年5月生まれ。京都府立医科大学医学部卒業。同大学院修了。医師。医学博士。京都府立医科大学呼吸器外科学病院教授。日本外科学会指導医、日本呼吸器外科学会専門医、米国特許6件、日本国特許8件取得。YANCHERS株式会社取締役、千葉大学大学院工学研究科非常勤講師、国立長寿医療センター客員研究員。

researchmap　TIK

北島政樹

きたじま まさき

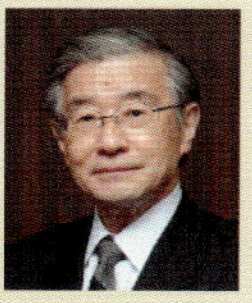

1941年8月～2019年5月

慶應義塾大学医学部卒業。医師、医学博士、専門は消化器外科。国際医療福祉大学名誉学長、学校法人国際医療福祉大学副理事長、一般社団法人日本医工ものづくりコモンズ初代理事長など多数歴任。

岩谷一臣

いわたに かずおみ

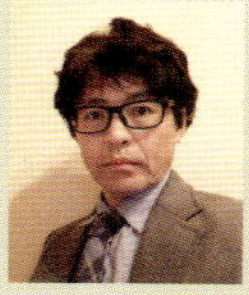

平成4（1992）年特許庁に入庁。その後、特許審査官・審判官のほか、独立行政法人日本貿易振興機構（JETRO）ソウル事務所副所長などを経て、平成29（2017）年7月から、国立研究開発法人日本医療研究開発機構（AMED）知的財産部部長。現在、特許庁審査第二部生活機器上席審査長。

柏野聡彦

かしの としひこ

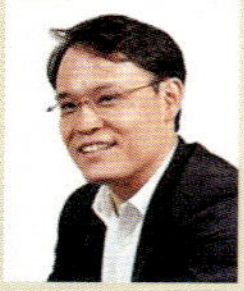

“未来の医工連携”を指向し、東京都を中心に、全国の医工連携活動を支援している。一般社団法人日本医工ものづくりコモンズ専務理事、東京都医工連携HUB機構プロジェクトマネージャー（PM）、先端医療機器アクセラレーションプロジェクト（AMDAP）事業統括責任者、一般社団法人未来医療ファンディング＆マネジメント代表理事、株式会社考える学校代表取締役、株式会社日本医工研究所理事長。

吉村岳雄

よしむら たけお

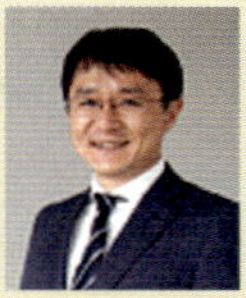

三洋電機出身。1996年から一貫して知財を担当、電子デバイス領域を中心に、権利取得・ライセンス交渉・訴訟・M&Aに従事。日本のLCD関連企業との熾烈な特許訴訟・和解交渉・契約締結を成し遂げて2014年にIP Bridgeに移籍。ライセンシングディレクターとして多くの海外企業と特許ライセンス交渉を推進。IPB初のスタートアップ支援スキームを創案し自転車ギア「FREEPOWER®」を上市する等、スタートアップ支援経験も豊富。深い知財経験と柔軟な創造性を両立させ、道なきところに道を創るソリューションクリエイター。

山口裕司

やまぐち ゆうじ

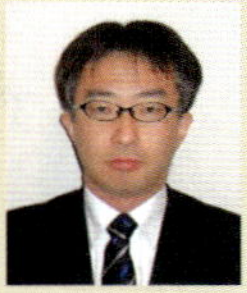

1994年一橋大学法学部卒業。1997年東京大学大学院法学政治学研究科修士課程修了、株式会社東芝入社、知的財産部配属。2001年弁護士登録、西村総合法律事務所（現西村あさひ法律事務所）入所。2004年外務省国際法局経済社会条約官室（現経済条約課）課長補佐。2006年ユアサハラ法律特許事務所入所。2008年コーネル大学ロースクールLL.M.修了。2015年三井物産株式会社法務部出向。2016年大野総合法律事務所入所。

四方浩人

しかた ひろと

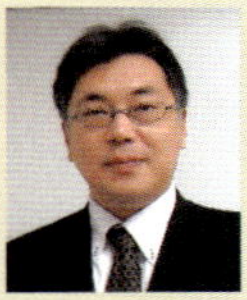

早稲田大学卒業。公認会計士、税理士、中小企業診断士。専門は、事業再生、M＆A、事業承継。MHC税理士法人代表社員、株式会社MHCアドバイザリーサービス代表取締役。日本公認公認会計士協会京滋会副会長、一般社団法人京都府中小企業診断協会常任理事。

本書の内容について：本書第1章～第6章は、平成30（２０１８）年12月6日に福岡で開催された第31回日本内視鏡外科学会総会の特別企画1「あなたも取れる知的財産！　ものづくり&ちえづくり」での講演内容を本書用に編集したものです。第7章は、平成30年10月6日京都で開催された第5回医師と中小企業のための関西・医工連携セミナー「第43回ＴＩＫ（ティック、Ｔｅａｍ Ｉｎ ＫＹＯＴＯ）勉強会」での講演内容を本書用に編集したものです。

TIK

あなたも取《と》れる知《ち》的《てき》財《ざい》産《さん》権《けん》　無《む》形《けい》資《し》産《さん》力《りょく》の時《じ》代《だい》

2019年12月8日　第1刷発行

著　者　北島政樹、島田順一、柏野聡彦、岩谷一臣、山口裕司、
吉村岳雄、四方浩人

発　行　株式会社薬事日報社
〒101-8648 東京都神田和泉町1番地
電話　03-3862-2141（代表）

本文デザイン・印刷製本　クニメディア株式会社

カバー・表紙デザイン　株式会社ファントムグラフィックス

ISBN 978-4-8408-1510-9　Printed in Japan